生命的奇迹

试管婴儿助孕的科学与艺术

龚斐 主编

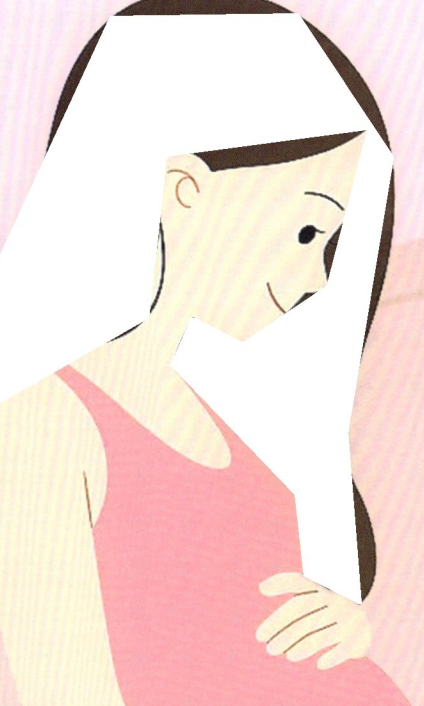

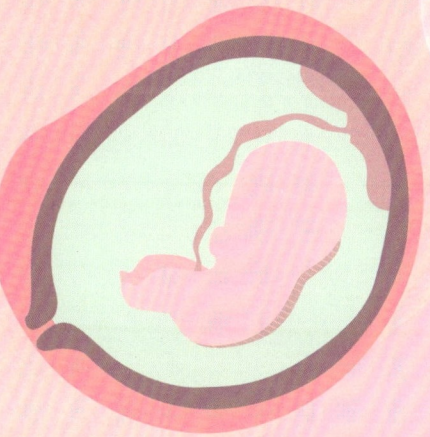

CS K 湖南科学技术出版社·长沙

编委会名单

顾　问：卢光琇　林　戈
主　编：龚　斐
副主编：黎　娟
编　者：黎　丽　黄　艳　郭树林　汤格格　张　欢
　　　　陈慧君　曾　可　郭　慧　王　英　蔡慕竹

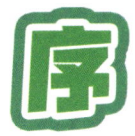

序

　　近年来，环境污染加重、婚育年龄推迟、生活方式改变、遗传缺陷不断解析等，使得不孕不育症在我国发生率高达 12%~18%。这一现象不但是一个威胁身心健康与家庭和谐的医学问题，而且也是一个严重的社会问题，关系到社会稳定及国家的可持续发展，是目前我国人口与健康领域面临的严峻挑战。近年来，不孕不育症治疗手段进展迅速，辅助生殖技术已成为最有效的方法之一。国家也颁布了一系列法律及政策提升生育力水平，包括促进辅助生殖技术的发展。2016 年，中共中央、国务院印发了《"健康中国 2030"规划纲要》，提出了"人人享有生殖健康"的目标；2021 年，中共中央、国务院颁布了《关于优化生育政策促进人口长期均衡发展的决定》，提出将"规范人类辅助生殖技术应用"作为主要措施之一，包括"开展孕育能力提升专项攻关，规范不孕不育诊治服务"等内容。而要提升医院的不孕不育症诊疗能力，实现人人享有生殖健康的目标，一个重要的任务是加深人们对于不孕不育症以及辅助生殖技术的了解。

　　当前市面上有不少关于辅助生殖技术和不孕不育症的专业书籍，这些书籍对于规范辅助生殖技术的行为非常有帮助。但是，这些书籍过于专业，需要非常好的医学基础。而面向普通患者的需求，却缺乏一本合适的科普书。患者只能通过各种途径获得一些碎片化的不孕不育症诊疗知识，有时甚至是听信于秘方、偏方，得到错误的指导。

　　鉴于这种情况，中信湘雅生殖与遗传专科医院生殖中心组织编写科普著作《生命的奇迹：试管婴儿助孕的科学与艺术》。试管婴儿助孕是一个俗称，其学名叫"体外受精－胚胎移植技术"，是指通过控制性促排卵，从女性体内取出卵子，在器皿内培养后，加入经技术处理后的精子，待卵子受精后，继续培养，到形成早期胚胎时，再转移到子宫内着床，发育成胎儿直至分娩的技术。体外受精－胚胎移植及其衍生技术主要包括体外受精－胚胎移植（IVF-ET）、卵胞浆内单精子显微注射（ICSI）、胚胎冻融（FET）、植入前胚胎遗传学检

测 (PGT) 等。

作为一本科普著作，我认为本书具有以下特点。①本书收集了患者经常咨询的问题，这些问题既是患者关注的焦点，也是推动临床发展的动力。在这本书里，采用通过要点归纳式的方式，不但使大众对于试管婴儿助孕技术有了初步的了解和认识，而且回应了患者的需求，对于患者的临床就诊有很好的指导作用。②本书取名为《生命的奇迹：试管婴儿助孕的科学与艺术》，是很有深意的。试管婴儿助孕也是奠定生殖医学学科的基础，实施过程中涉及众多的科学理论，比如生殖内分泌理论，生殖免疫理论，因此，试管婴儿助孕是科学。但同时，目前试管婴儿助孕还不能保证每一个人获得成功，不同的医师、不同的医院，对试管婴儿助孕技术的具体实施有不同的见解，需要个体化诊疗手段，从这种角度来讲，试管婴儿助孕又是艺术，患者就诊时需要选择高水平的医师与医院。③本书有别于其他的专业书，读者需要较强的医学背景，本书言简意赅，通俗易懂，语言幽默轻松，可读性很强，普通大众读起来很亲切，读起来津津有味。在内容安排上，逻辑性非常强。全书分七个篇章，篇章一、篇章二、篇章三讲备孕，详细阐述了备孕期的生活方式的调整、不孕不育相关疾病的监控、饮食营养的搭配，介绍了如何自我早期识别不孕不育的征兆，以及常见不孕不育相关疾病的处理；篇章四、篇章五、篇章六讲助孕，针对辅助生殖技术相关专业知识、试管婴儿助孕和助孕过程中常见误区等内容进行了全面详细的介绍；最后的篇章七，则是患者的经历分享。患者的经历分享，有助于拉近作者与读者的距离，也能更进一步增加本书的亲和力。

作为一个在生殖医学领域工作了 40 多年的研究与临床工作者，我深知科普对于行业促进与学科发展的重要性，也深知科普对于试管婴儿助孕获得成功的重要性。本书适合于对于试管婴儿助孕感兴趣的普通大众，特别适合于正在备孕和助孕的患者，同时，本书也适用于从事辅助生殖技术的医务工作者。期望通过本书科普，推动公众对于试管婴儿助孕的科学认识，提升公众对于生殖医学的科学素养，挖掘和解决公众对于试管婴儿助孕的疑惑和迷思，解决患者的一些错误认识和理解，消除试管婴儿助孕过程中的一些谣言和偏见，为国家人口健康与优生事业，做出应有的贡献。

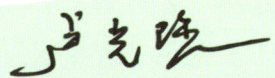

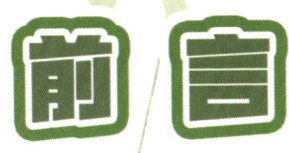

前言

　　近年来，随着国家生育政策不断放开，科学备孕、优生优育再次成为焦点话题。生育一个健康的宝宝，对家庭而言是幸福和希望，对国家而言是未来和发展。但是，伴随着自然环境变化和社会节奏加快，我国不孕不育症的发病率呈逐年上升的趋势。目前我国育龄夫妇的不孕不育率已经高达 12%~18%，也就是说，每 5~8 对夫妇里，就有 1 对夫妇在生育上面临困难。胚胎停育、排卵障碍、复发性流产、精子畸形等，这些问题在如今并不罕见。

　　生命的繁衍是一个自然选择、优胜劣汰的过程。质量欠佳的精子，在赛程刚刚开始时就被大量淘汰出局，有些精子即使受孕，受精卵也往往因经受不住生命早期的剧烈裂变而流产，这是人类经过无数生命周期进化形成的"自然法则"，对人类的繁衍造成极大的影响。然而，人类辅助生殖技术作为人类自然繁衍方式的一种补充，对解决女性不孕和男性不育以及预防遗传性疾病起到了一定的作用。它成为延续后代和提高生育文明的重要手段，它的出现也是人类发展史上重要的里程碑。

　　为分享临床一线优秀医师解决不孕不育的经验，提高优生优育，我们特组织生殖学科领域专业医师们共同撰写了此书。全书主要从男女双方不孕不育的原因着手，普及科学备孕知识，阐述试管婴儿助孕技术的发展与应用。特别是针对不孕不育夫妇在就诊过程中所关心的重点知识做了大量基础科普，也精选了很多具有代表性、疑难的临床典型案例。且全书每个篇章的内容都是从目前试管婴儿助孕过程中大家最关心的问题和真实的经验分享，或许有相同经历的人会深受鼓励和安慰，或许也会让更多人知道：在翻越不孕不育这座大山时，他们不再是孤独的例外。书中生动的内容与形象的图片，一方面可以为广大医患提供参考价值，另一方面也想让公众了解更多正确及全面的备孕和助孕知识。

　　最后，由衷地感谢所有作者对本书做出的贡献，本书存在的某些不足与疏漏之处，敬请广大同仁在阅读的同时对本书提出宝贵意见，取长补短，集思广益。

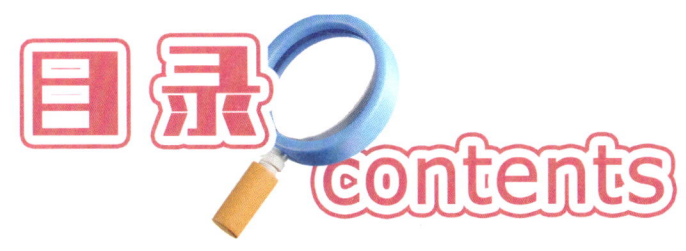

篇章五 试管婴儿助孕必备知识解析（一）

篇章六 试管婴儿助孕必备知识解析（二）

篇章七 听听他们的故事，我们不再是孤独的例外

篇章一

绝望与希望之间：探寻不孕不育的解决之道

哪些征兆，敲响女性不孕"警钟"

现如今，不孕问题越来越常见了。据统计，35岁以下的不孕率为10%~15%，40~44岁达到43%，45岁以上更是高达87%！随着年龄增长，不孕问题变得越来越严重，这可不是闹着玩的！

世界卫生组织预测，不孕问题将成为本世纪除了癌症和心脑血管疾病外第三大常见疾病！

不孕问题不仅会让患者痛苦，还会给家庭带来不少困扰。因此，我们要早早发现问题，及早处理。如果有不孕症风险，就赶紧就医，别错过最佳时机。

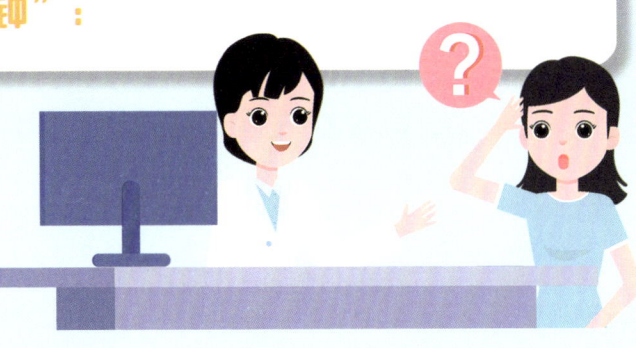

那么，如何及早发现不孕症呢？以下情况敲响不孕的"警钟"：

一、月经异常

 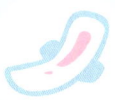

（1）月经的定期造访是很重要的。可以提前或迟到一点，但如果经常不规律，那可能是卵巢功能出现了问题。要尽早去医院就诊，帮卵巢做个体检。

（2）经期经常迟到，或者干脆缺席？伴随着体重上升的话，或许不仅仅是不孕的问题，也可能是子宫内的一些"小故障"在作祟。

（3）经量越来越少，还伴随着疼痛。有可能是宫腔粘连问题或者内分泌出了一点问题，不及早治疗，可能会越来越糟糕。痛经也是不可忽视的问题，可能是子宫内膜异位，这可能会影响到怀孕，务必要重视！

二、女性年龄

中信湘雅生殖与遗传专科医院首席科学家、终身荣誉院长卢光琇教授说："女性最佳的生育年龄是 22~28 岁，随着年龄增加，生育能力开始下降，尤其在 35 岁以后生育能力下降更明显，35 岁也是女性生育高龄的分界点。"卢光琇教授还表示，因高龄女性卵子在减数分裂过程中发生染色体不对等分离的风险增加，即卵子染色体非整倍体发生风险增加，且随着年龄的增加，胚胎染色体非整倍体异常的风险系数也在增大。因此女性备孕一定要趁早，必要时进行生育力评估后再备孕。

三、子宫

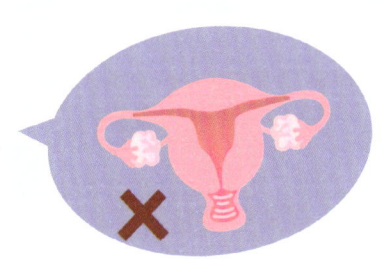

子宫是宝宝早期居住的"房子"，只有"房子"干净舒服，我们的宝宝才能茁壮地成长。当"房子"出现一些问题时，这势必会影响到宝宝的生长发育。

1. 反复宫腔粘连

反复人流、刮宫会导致宫腔粘连，导致子宫内膜情况越来越差，怀孕可能性越来越小，建议在专科医生的指导下怀孕，这样可以缩短备孕时间。

2. 子宫畸形

子宫是孕育胎儿的殿堂，具备正常的宫腔形态和环境才更有孕育新生命的希望。常见的子宫畸形如纵隔子宫、T型子宫、弓形子宫等均可酌情行宫腔镜下子宫整形术，双角子宫和重复子宫可酌情行宫腹腔镜下子宫整形术。宫腔镜手术属于微创手术，具有直观性强、手术时间短、出血少、术后恢复快、并发症少等特点，在不孕不育领域有越来越突出的作用。

3. 子宫内膜息肉、子宫肌瘤、子宫内膜增殖症

建议及时行宫腔镜检查，如为子宫内膜息肉则行宫腔镜下子宫内膜息肉摘除；如确诊为子宫内膜增殖症，除剪除异常增生的内膜外，酌情孕激素和宫腔内置入左炔诺孕酮宫内缓释节育系统来治疗；如确诊子宫肌瘤，明确肌瘤的位置，如果是黏膜下肌瘤可行宫腔镜手术，积极为怀孕创造良好的宫腔环境，从而达到孕育宝宝的条件。

四、妇科手术史

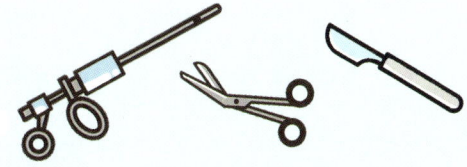

如果曾经有过一些不好的怀孕经历，比如，曾经有宫外孕或输卵管问题，没有关系，生殖专家会制定个性化治疗方案，帮患者降低再次发生宫外孕的风险。

如果有宫腔粘连，可以考虑宫腔粘连分离术，再辅以辅助生殖技术，成功怀孕的概率会大大提高。

五、遗传基因相关

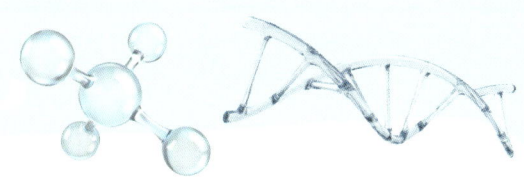

（1）家族有遗传基因疾病或曾经生育过遗传病患儿。建议直接找遗传专家进行咨询。在家族调查、诊疗及优生优育方面提供支持和建议，帮助宝宝远离遗传疾病！

（2）可能携带潜在的基因病，却毫无征兆。及早筛查可以预防遗传疾病，为优生优育保驾护航！

（3）打算步入婚姻殿堂，但担心健康状况。系统的婚前检查能有效预防后代的身体健康风险。

原来这些关于不孕不育的说法都是错的

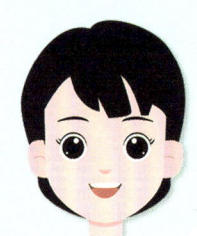

当面临生育难题时，很多夫妻选择辅助生殖助孕来帮助他们实现生育梦想。然而，在这条助孕路上，焦虑心理很容易让人陷入各种"误区"。这不仅会影响治疗效果，还可能带来精神、经济和时间上的问题。因此，对准爸爸、准妈妈来说，走出这些"误区"变得非常必要。

误区一：不孕症是女方的事，男方不需要到医院检查

初次来医院就诊不孕症患者多是女性，男方并未一同前来，她们经常这样说："我先查，如果没问题再让我老公查。"

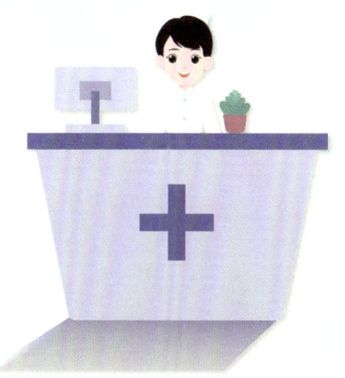

专家提醒： 引起不孕不育的原因有很多，可能是女方、男方或男女双方因素造成的。据统计，在不孕症患者中，女方因素约占 60%。男方因素约占 30%，男女双方共同因素约占 10%。因此婚后遇到不孕问题，建议男女双方一起来院进行检查，这样医生能尽快明确病因并制定更具针对性的治疗方案。

误区二：缺乏对不孕不育的科学认识，盲目就医

有些不孕不育患者急于怀上宝宝，可能会在追求效果时变得盲目。他们可能听信"灵丹妙药"，或者会频繁更换医院就诊。

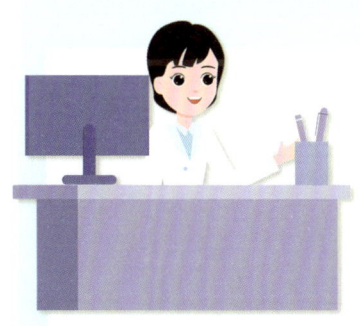

专家提醒： 不孕不育的原因非常复杂，治疗需要遵循科学规律，通过科学的检测手段明确病因并针对性治疗。而那些传说中的偏方、秘方并不是灵丹妙药，有时候甚至可能适得其反。盲目就医不仅浪费金钱，影响治疗效果，还会延误最佳治疗时机。因此，面对不孕不育问题应选择正规医院，在专业医生指导下接受诊治，以免事与愿违。

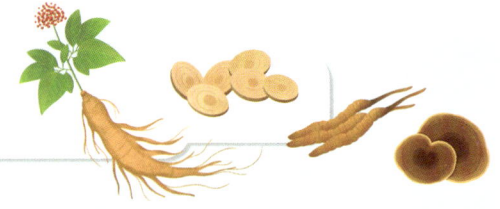

误区三：营养进补，有助于妊娠

有些人认为女性不孕是因为身体营养不够，于是通过进补各种各样的营养品大补特补。

专家提醒： 过量进食营养品，会导致超重和肥胖、胰岛素抵抗等症状，影响内分泌系统，进而引起排卵障碍、月经稀发等，最终可能导致不孕。因此，女性在日常生活中，应该追求膳食平衡，而不是盲目进补。

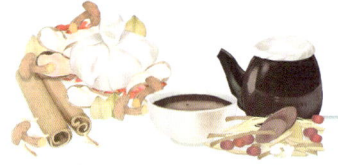

误区四：中药治疗不孕不育，效果好

有些不孕不育在未查明原因的情况下，长期服用中药调理，结果可能适得其反。

专家提醒： 女性不孕的原因有很多，其中包括输卵管阻塞、子宫内膜异位症、子宫肌瘤、宫腔粘连等。有时候可能需要进行宫腔镜或腹腔镜手术，才能让身体恢复正常生理功能，才有可能迎接宝宝的到来。因此，对于不孕不育问题，建议遵循科学的治疗原则，先找到问题症结，然后对症治疗。

当然，我国中医学博大精深，不过需要提醒大家，中药调整一般要花点时间。特别是对于年龄较大的备孕女性来说，还是尽快咨询专业的生殖科医生制订适合自己的助孕方式比较靠谱。

误区五：不孕不育是无法预防的

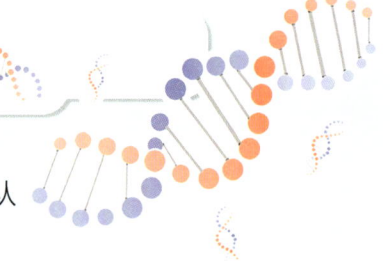

有些患者认为不孕不育是天生的，想当然的认为无法预防。

专家提醒：其实不然，有些不孕就是可以通过预防来避免，避免不必要的人工流产等宫腔操作，避免不洁性生活，避免滥用生殖毒性药物等行为有助于预防不孕。此外如果出现月经异常、腹痛、白带异常等身体不适，应尽快去正规医院找医生就诊比较稳妥。

误区六：习惯性流产无须看不孕不育门诊

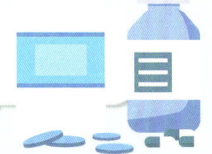

有些患者遇到习惯性流产，不查明原因就直接使用各种保胎药物，如黄体酮、人绒毛膜促性腺激素等。

专家提醒：面对习惯性流产（与同一配偶连续2次及以上流产），盲目保胎就好比在游戏中一次次使用同一招式，却没有针对对手的策略调整一样，是治疗上的常见误区。引起习惯性流产的病因多种多样，比如染色体或基因异常、子宫因素、免疫因素、内分泌、血栓因素、感染因素、男性因素等。这些问题都需要通过相关的检查来诊断，并采取针对性治疗。另外，流产约有一半情况是自然筛选的过程，这种先兆流产盲目保胎效果不好，也是没有必要的。因此，出现习惯性流产应及时就诊不孕不育门诊，查清原因，才是明智之举。

误区七：医疗技术越来越发达，不急，随时都可以生育

随着现代女性的独立意识不断增强，很多人因忙于事业而忽视了生育问题。有人认为现代医学技术如此发达，即便不能自然怀孕，有了试管婴儿助孕技术就能轻松解决。

专家提醒：在这种想法的引导下，不少女性会延迟生育时间，等到真正想生育的时候，却发现自己的生育能力已经大不如从前。因此，建议广大女性把握住 22~28 岁这个最佳生育时间段。

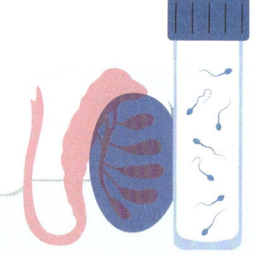

误区八：男性短时间内能提高精子质量

不少男性不育患者在备孕的前 1 个月甚至更短时间内才开始戒烟、限酒备孕。

专家提醒：精子从生精细胞到成熟的精子一般需要 64~72 天，如同培育一颗珍贵的神奇宝贝一样需要时间。因此，提前 3 个月开始备孕，即戒烟、限酒，早睡早起，规律生活，能有效提高精子质量。

希望这些专家解答可以帮助不孕不育患者及其家庭走出误区，找到最适合自己的助孕方式，做到早发现，早治疗。

如果有不孕的高危因素或夫妻双方同居一年以上，有正常性生活且未采取任何避孕措施情况下未能成功怀孕，要尽快前往生殖专科寻求帮助，或许能给他们带来新生命的惊喜。

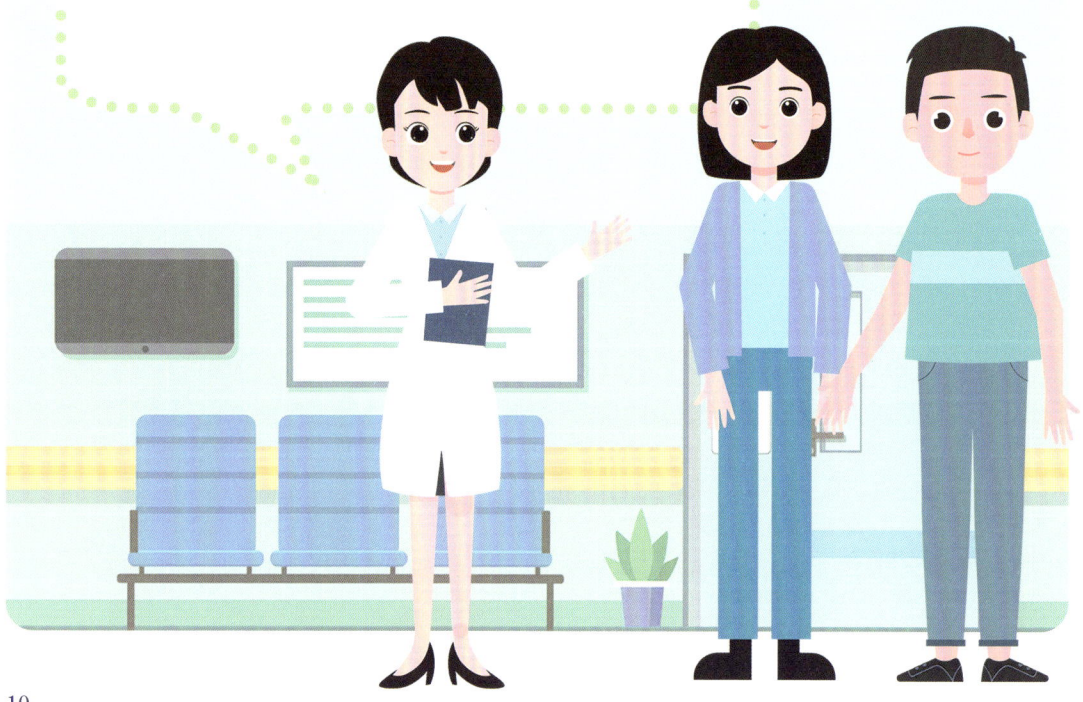

一、二、三代试管婴儿助孕该怎么选

"医生，听说三代试管婴儿助孕技术很厉害，我们要做这个最高级的！"

"医生，二代试管婴儿助孕技术成功率高，我想做二代！"

"医生，你们医院哪一代的成功率高，我们就做哪一代！"

大家买手机的时候，可以霸气地说："老板，给我来个最新款。"但是看诊的时候，如果像上面这样对医生说，那么大家对"试管婴儿"一、二、三代之间的区别就存在误解了。

关于一、二、三代试管婴儿助孕的称呼只是一种民间的俗称，容易导致对试管婴儿助孕技术的误解。实际上，一、二、三代试管婴儿助孕并没有明确的优劣之分，而是针对不同适应证的助孕方式，因此需要根据个人的情况进行选择。

1 一代试管婴儿助孕

一代试管婴儿助孕即体外受精和胚胎移植（in vitro fertilization and embryo transfer，以下简称IVF-ET），是我们通常说的"试管婴儿"技术。这项技术是将男方的精子和女方的卵子分别取出，让它们在实验室中自然结合受精，形成胚胎后，在适当的时机将胚胎移植到女方的子宫内，继续在自然环境中生长发育。这是目前临床应用最广泛的一种助孕技术，也更符合我们自然妊娠的状态。在这个过程中，实验室的工作人员扮演了恋爱观察员的角色，负责培养胚胎和监测胚胎的发育情况。

适宜人群： 主要适用于治疗女方因素导致的不孕，如输卵管堵塞、子宫内膜异位症、排卵障碍、不明原因不孕。也适用于男方少弱精子症、免疫性不育、不明原因的不育。

2 二代试管婴儿助孕

二代试管婴儿助孕即卵胞浆内单精子显微注射技术（intracytoplasmic sperm injection，以下简称ICSI），该技术是将精子和卵子取出体外，然后从中选择外观最佳的单个精子，使用显微注射技术将精子直接注射到卵子内，使其完成受精过程。受精后的卵子会继续在实验室中进行培养，形成胚胎，最后将胚胎移植到女方子宫腔内继续发育。简单来说，实验室工作人员在这个过程中扮演了一个层层筛选的角色，选择最优质的精子注入到卵子中，改善了"受精"的环节。如果卵子和精子不能自然完成受精，就可以借助二代试管婴儿技术帮助它们完成受精过程。

适宜人群： 主要适用于男方因素导致的不孕，如严重的少、弱、畸精子症，不可逆的梗阻性无精子症，生精功能障碍，精子顶体功能异常，也适用于体外受精失败、免疫性不育等。

一代试管婴儿助孕和二代试管婴儿助孕的主要区别在于受精方式的不同。一代试管婴儿助孕就像是给精子们提供了一个自由恋爱的舞台，让它们展现自己的魅力，自由奔跑，争取和心仪的卵子结合，然后继续它们的浪漫之旅。但如果我们的精子们没有足够的能力自行完成这个任务，那就需要二代试管婴儿助孕技术的人工干预了。实验室工作人员扮演的就像是爱情中的红娘角色，帮助精子和卵子成功配对后，再迈向下一段旅程，继续发展。

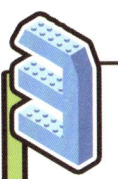

三代试管婴儿助孕

三代试管婴儿助孕即胚胎植入前遗传学检测（preimplantation genetic testing，以下简称 PGT），是在一代试管婴儿助孕或二代试管婴儿助孕的基础上加入的一项技术。它的目的是在将胚胎植入母体之前对其进行活检，然后选择遗传学检测结果显示正常或非致病的胚胎进行移植，以实现优生优育的目标。实验室工作人员不仅要将精心挑选的精子送入卵子的房间，还要给形成的囊胚进行一系列严格的"考核"。只有通过"考核"的胚胎才能获得进入子宫的机会，继续它们在母体中的发展旅程。

适宜人群：主要适用于夫妻双方或一方有遗传性疾病（染色体异常或单基因病），女方高龄，反复植入失败，反复自然流产，男方严重畸精症等。

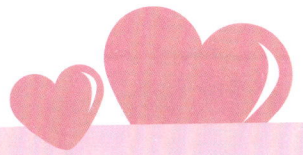

选择哪一代试管婴儿助孕技术并不是由我们的喜好来决定，而是要根据夫妻双方不孕不育的具体原因来做出决策。无论选择哪一种方式，第一步都需要进行全面的检查，找出造成不孕不育的原因。然后再在专科医生的指导下，结合自身的实际情况，作出最合适的助孕方式的选择。

揭秘三代试管婴儿助孕技术：解答你关心的问题

到底什么是三代试管婴儿助孕技术呢？是不是数字越大妊娠率越高？

三代，流程是不是很复杂呢？

……

三代试管婴儿助孕技术是一项前沿的辅助生殖技术，能有效地预防遗传性疾病遗传给下一代，从源头上避免有遗传缺陷的胚胎移植，实现优生优育的目的。

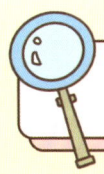

一、什么是三代试管婴儿助孕

三代试管婴儿助孕，又被称为胚胎植入前遗传学检测（PGT）。是一项在体外受精的基础上发展的前沿技术，它通过在胚胎植入子宫前对其进行遗传学的检测，从而筛选出遗传学检测结果提示正常或非致病的胚胎进行移植，显著降低流产、死胎、胎儿异常的风险。较大程度地确保宝宝的健康，为家庭带来更多的安心和喜悦。

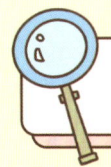

二、PGT 适合哪些人群？

1. 染色体病

无论是夫妻中的一方还是双方，如果存在染色体异常，如染色体数目异常、相互易位、罗氏易位、倒位、插入易位、复杂易位、男方 Y 染色体无精子症因子（azoospermia factor，以下简称 AZF）微缺失以及染色体片段缺失或重复等，都可以考虑进行 PGT。

2. 单基因病

对于一些已知的单基因病，例如：先天性肾上腺皮质增生症、假肥大型肌营养不良症、脊肌萎缩症、先天性耳聋、地中海贫血、白化病、血友病、苯丙酮尿症、多囊肾、肿瘤遗传等 PGT 也可以用于筛选正常胚胎进行移植。

3. 其他

高龄（≥ 38 岁）、反复流产、反复植入失败、严重畸精子症等，可通过移植染色体无异常的胚胎，以提高临床妊娠率，降低流产率和出生缺陷率。

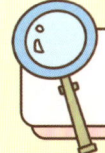

三、PGT 诊疗流程

助孕流程五步曲：确定 PGT 方式——确定促排方案——"进周"促排、取卵、取精、囊胚培养和活检、检测——冻胚移植——产前诊断。

下一页的图可以更直观地了解 PGT 助孕流程：

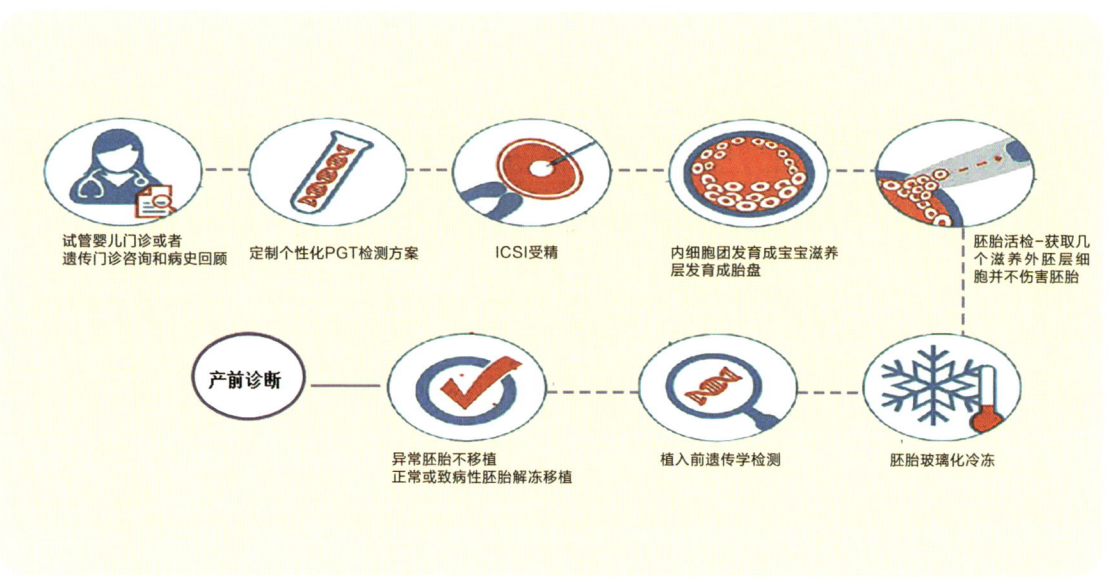

试管婴儿门诊或者 定制个性化PGT检测方案 ICSI受精 内细胞团发育成宝宝滋养 胚胎活检-获取几
遗传门诊咨询和病史回顾 层发育成胎盘 个滋养外胚层细
胞并不伤害胚胎

产前诊断 异常胚胎不移植 植入前遗传学检测 胚胎玻璃化冷冻
正常或致病性胚胎解冻移植

根据遗传检测的目的不同，PGT 的检测方式、适宜人群以及检测所需时间均会有所差异：

PGT 检测方式	适宜人群	检测结果所需时间
PGT-A	生育高年龄（≥ 38 岁）、反复植入失败、复发性流产、严重畸形精子症等因素导致的不孕不育。	30~35 天
PGT-SR	夫妻任意一方或双方有染色体方面的异常（异常类型包括染色体数目异常、相互易位、罗氏易位、倒位、插入易位、复杂易位、染色体片段缺失或重复等以及男方 AZF 微缺失。	PGT-SR（FISH）：7~10 天 PGT-SR（NGS）：30~35 天 PGT-SR 断点定位分析：45 天
PGT-M	①单基因病：夫妻一方为单基因病患者或夫妻双方是同一单基因病的携带者，曾孕育或具有生育致畸、致残、致死的单基因病患儿高风险的夫妻； ②线粒体病：由细胞核基因突变导致的线粒体病； ③夫妻双方或一方携带能导致严重疾病的具有较高外显率、家族遗传倾向、较高致病概率的易感基因突变，如遗传性乳腺癌的 BRCA1、BRCA2 致病突变等； ④已生育严重血液 / 肿瘤疾病、原发性免疫缺陷病、遗传性代谢病等疾病患儿的夫妻，在缺乏其他有效治疗方法的情况下，要选择生育与患儿 HLA 配型相同的同胞，对患儿进行造血干细胞移植治疗。	2~3 个月

尽管等待检测的过程可能会有些漫长，但是在这段时间里患者仍然需要保持规律的生活，做好孕前准备，为迎接宝宝调整自己的状态。

　　在移植术后，妊娠的患者必须进行羊水穿刺产前诊断，因为PGT活检取样的细胞仅为胚胎的少量细胞，并不能直接代表胎儿，这些细胞是将来发育成胎盘等附属结构的细胞。产前诊断（羊水穿刺）发现有异常的概率仍然有 2‰~7‰，通过产前诊断（羊水穿刺）可以检测出胎儿是否有染色体异常或单基因病。因此，在PGT助孕成功妊娠后，患者一定要记得做羊水穿刺产前诊断！

　　了解了关于三代试管婴儿助孕的知识后，我们不禁感叹生命的神奇。通过结合三代试管婴儿助孕和羊水穿刺产前诊断这两种技术，可以提供一个双重保险的方法，使每个家庭都能够稳稳地迎接"幸孕"的结果。这些先进的技术在为夫妻们追求健康宝宝的同时，减少了可能的风险和不确定性，给予他们更多的希望和安心。这确实是一个令人敬畏的领域，展现了科学在助孕领域的巨大进步。

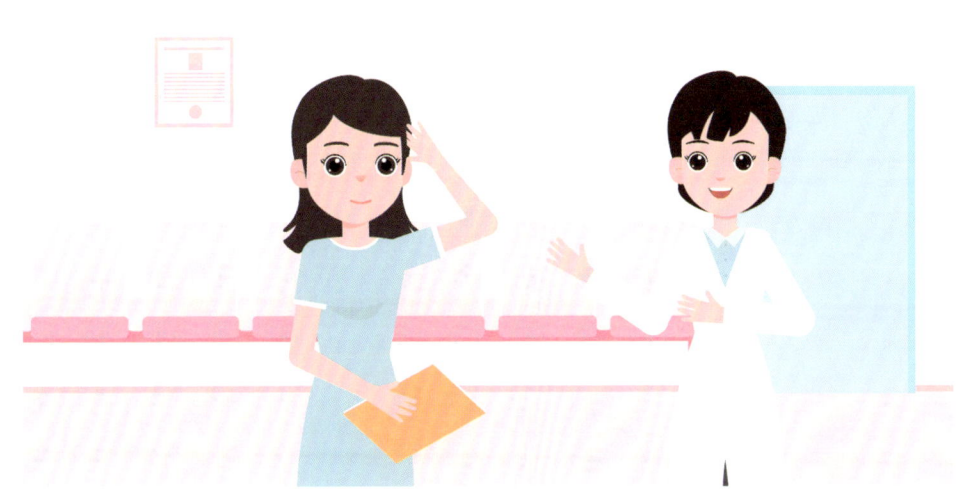

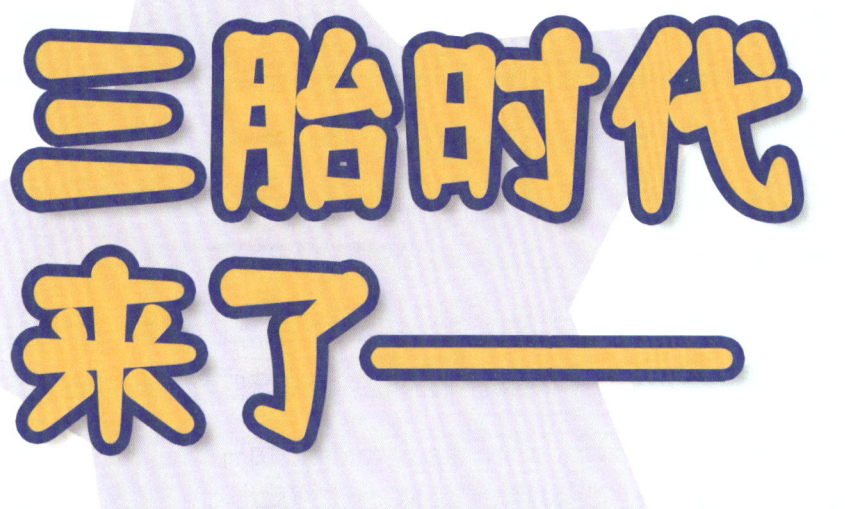

三胎时代来了——准备好了吗

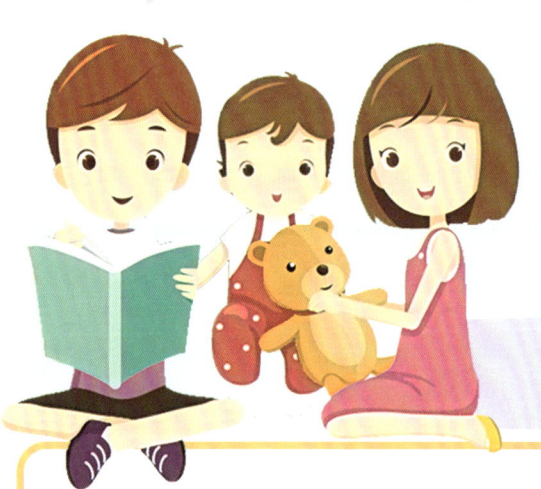

随着三孩政策的推行，大家是否有考虑，再给自己添一个"可爱多"？其实每一个"可爱多"都会自带一个幸福的小宇宙，充满神奇和惊喜。如果有生育计划，要先做好哪些准备呢？

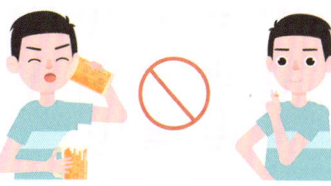
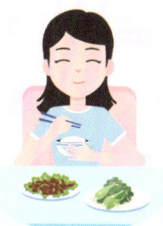

1. 改善生活方式

说起来容易，做起来难。建议备孕夫妇至少提前 3 个月开始改变不良生活习惯，规律作息、避免熬夜、适当运动、戒烟限酒；合理膳食很重要，记得摄入足够的优质蛋白，维生素和微量元素。控制体重在合适范围内，以及避免接触有毒有害物质，比如新装修的房屋内的污染。

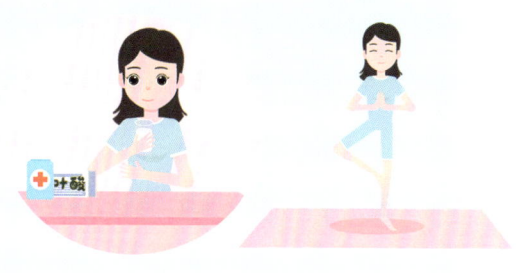

2. 完善检查及生育力评估

夫妇在决定要生第三个孩子前，可以考虑进行生育力评估和基础检查，确保身体状况适合生育。针对平素月经不调、35 岁及以上的高龄女性，建议进行女性生殖内分泌、阴道三维超声检查，男性进行精液质量基本检查，完善生育能力评估，制订科学合理的孕育计划和方案。必要时可通过辅助生殖技术完成生育计划。

3. 优生计划

对既往有过不良孕产史（如胚胎停育、死胎、死产、流产、难产、胎儿畸形或发育不良）或复发性流产的女性、生育高龄的夫妇，可以提前了解大家津津乐道的三代试管婴儿助孕——胚胎植入前遗传学检测（PGT）技术，再奋斗个"优等生宝宝"。

4. 解冻冷冻胚胎

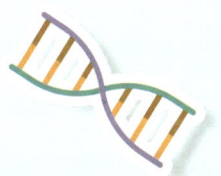

对于前期通过试管婴儿助孕技术生育宝宝的夫妇，如果有冷冻胚胎，只需女方进行相关基础孕前检查，即可进入冻胚周期了。

5. 提前生育力保存

对于一些特殊情况，比如从事高危职业，或者面临肿瘤放疗、化疗风险的人群等，建议提前冻存生殖细胞（精子、卵子、胚胎），以备不时之需。

以下几类男性在条件允许的情况下，建议进行生育力保存：

●患有可能损害生育力的疾病和接受可能损害生育力的医学治疗前的男性，如绝育手术前，肿瘤患者手术及放疗、化疗之前；

●高危职业者，如消防员、油漆工、矿工、辐射和射线接触者；

●少弱精子症患者，精液呈下降趋势，甚至有无精子症可能的；

●因夫妻一方或双方因素，需行辅助生育，担心取精当日无法正常排精者；

●通过附睾、睾丸穿刺术，睾丸活检术及睾丸显微取精术获取存活精子者，采用辅助取精方法采集的精子；

●夫妻在两地分居期间有生育要求者；

●准备接受赠卵治疗女性的配偶；

●有远期生育要求，预防精液质量下降者；

●自身免疫疾病：疾病自身影响精子质量或需要使用烷化剂治疗者；

●接受造血干细胞移植的患者；

●影响生育的男性遗传性疾病如克氏综合征、睾丸损伤影响生育力者。

符合以下情况的女性，建议进行生育力保存：

年龄＜40岁（对于卵巢储备功能正常、有强烈生育意愿的患者应小于42岁），各种需要放、化疗治疗的恶性肿瘤或其他疾病、早发性卵巢功能不全、重度和复发的卵巢子宫内膜异位、囊肿等，距离盆腔放疗或化疗前2周以上。

准备迎接第三个宝宝吗？当然要做好身体和心理双重准备！身体健康，心情愉快，才能迎接新生命的到来！

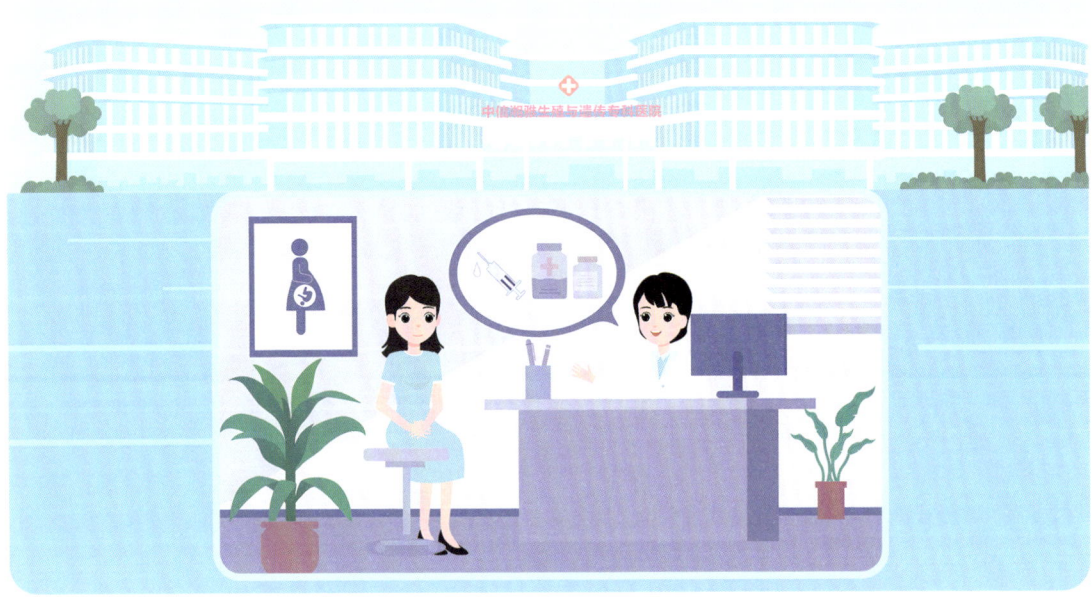

篇章二

女性健康备孕
直通车

关于女性备孕最重要的几件事，提前了解，直通"好孕"

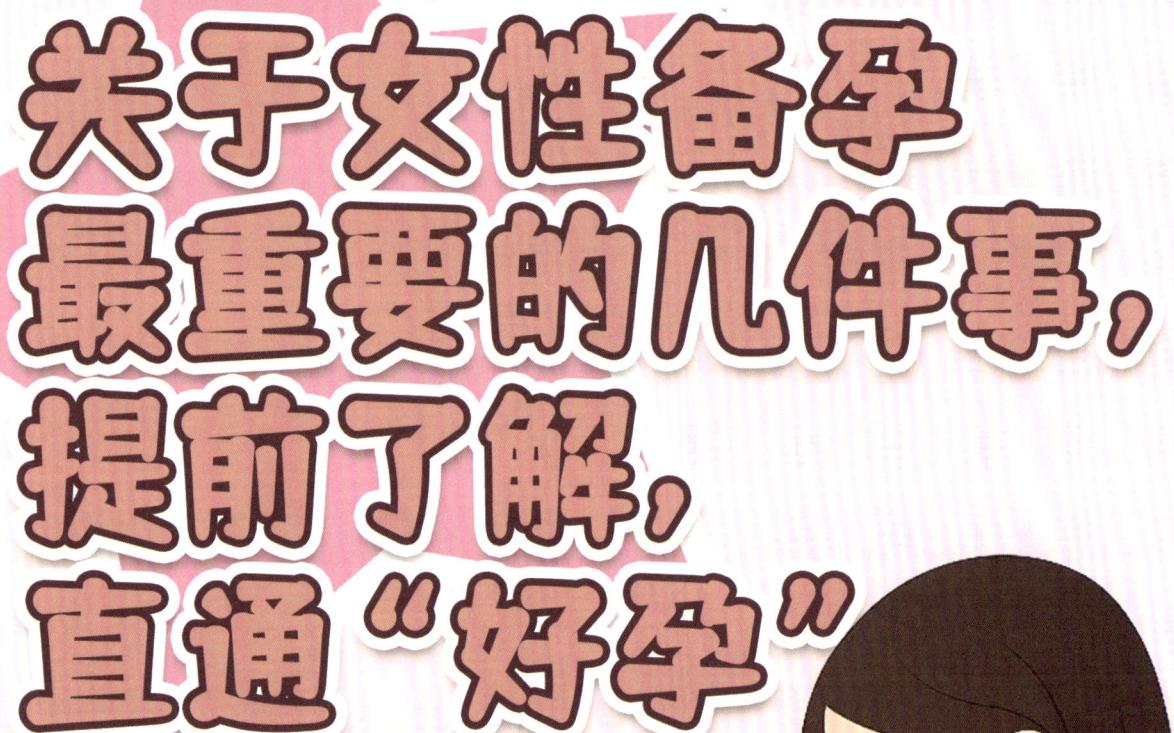

在这个时代，"造人"这件事可不简单，它绝对是让人操碎了心的大事。说起来，从备孕的起跑线，到怀孕的漫长跑道，再到生产的终点线，这整个过程简直就是一场现代版的"过五关斩六将"大冒险。

特别是备孕这个阶段，这不仅仅是"打基础"，而是一场全方位的生活大挑战。

为什么要提前备孕？

这是因为一个卵子的成熟过程并不是一夜之间就能完成的。它从最初的原始卵泡发育到完全成熟的卵泡，通常需要大约 85 天的时间，这个过程跨越了大约 3 个月经周期。因此，如果想要培育出健康且优质的卵子，就需要至少提前 3 个月开始做准备工作。

1. 全面体检

备孕前，女性朋友们得先去医院进行全面的检查，如体格检查、生育能力检查、传染病检查及遗传相关检查等，对可能引起不孕或流产的病变应积极治疗，以期达到最佳的备孕状态。

2. 告别坏习惯

备孕期间，吸烟、酗酒是怀孕路上的绊脚石，会影响排卵和激素分泌。所以，为了让备孕更顺利更有成效，要告别这两个坏习惯。

3. 保持身形

备孕时保持适中的体形很重要。体重指数（BMI）太高或太低，即过胖或过瘦，都有可能导致激素分泌异常，影响受孕。所以，要适量运动，吃得健康，保持身体强壮，以便迎接宝宝的到来。

4. 计算排卵期

备孕需要抓住排卵期这个"黄金时机"。可以用排卵试纸或者旧式的日期推算法来预测，这样才能增加成功的机会。大家可以通过以下两个方法来推算自己的排卵期：

排卵试纸测试法： 通过检测尿液中黄体生成激素（LH）的峰值水平来预知排卵时间。

日期推算法： 女性的排卵期一般在下次月经来潮前的 14 天左右。

5. 补充叶酸

叶酸对于预防胎儿神经管畸形至关重要，补充叶酸可使胎儿神经管畸形的发生率明显下降。此外，补充叶酸还有助于蛋白质的代谢，并与维生素 B_{12} 共同促进红细胞的生成和成熟。所以建议在孕前 3 个月开始补充叶酸，为胎儿打下一个坚实的健康基础。

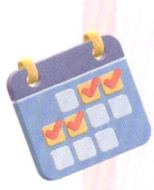

6. 口腔健康

牙周病、龋齿、阻生智齿、残根、残冠等问题，一定要在孕前及时处理，因为孕妇在孕期中，雌激素迅速增加，免疫力降低，牙周组织等变得更加敏感。一旦牙齿疾病发作，由于孕期的特殊性，处理起来很棘手，一方面要考虑用药安全性，另一方面还要担心对胎儿生长发育造成影响。

7. 工作与生活平衡

备孕期间要注意工作和生活的平衡。压力太大、休息不足，都不利于"好孕"。所以，要调整好生活和工作的节奏，让自己保持在身体的最佳状态。

如果您已经按照科学的方法备孕一年，但仍未成功受孕，建议到医院接受全面的生殖健康检查，以识别并解决可能影响怀孕的问题。对于年龄超过 35 岁的女性，如果在备孕 6 个月后仍未怀孕，建议尽早咨询生殖专科医生进行生育评估。及时寻求专业建议不仅可以提高怀孕的成功率，还能为您提供心理上的支持。

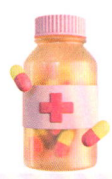

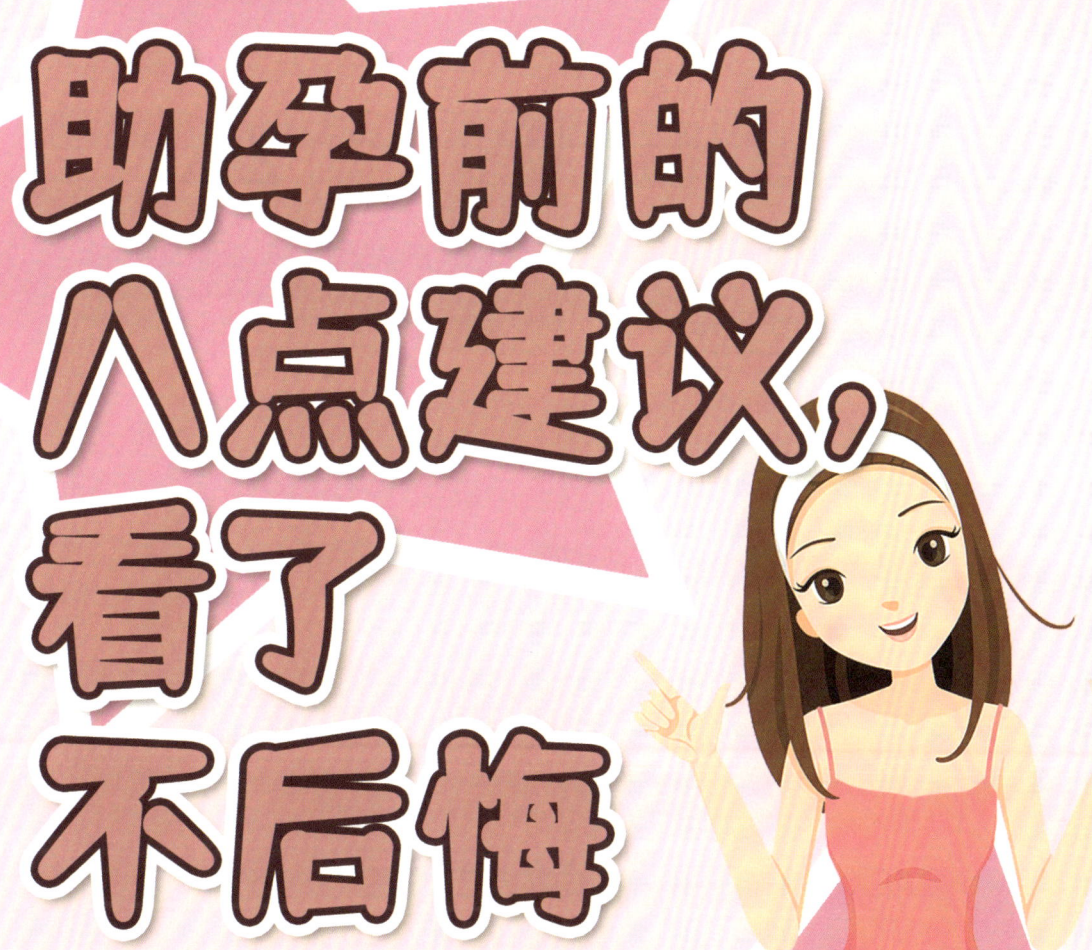

助孕前的八点建议，看了不后悔

踏上试管婴儿助孕之路，大家都难免有些紧张，四处寻求经验和建议。那么，在助孕前我们可以做哪些准备呢？怎么让助孕之路更加顺利呢？

基本的备孕建议都听过：均衡饮食、戒烟限酒、规律作息、坚持运动、保持好心情。这些建议算是备孕建议的初级版，是备孕通行证的必备条件。

只要能做到上述几点，基本上就已经可以拿到绿色助孕通行证了。但是，如果想要顺利到达终点，避开助孕路上的"坑"，就需要多留意以下这些信息和提示。

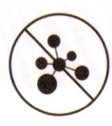

一、远离有害物质

精子和卵子在产生和成熟的过程中，可能会受到某些有害物质的影响，比如放射线、重金属、有害化学物质等。所以，在备孕期间，夫妻双方应尽量避免接触这些物质。特别需要提醒的是，如果新婚夫妇要搬新家，建议装修后将房子空置半年以上，或者在入住之前请专业机构进行室内空气质量检测，确保合格后再考虑入住。

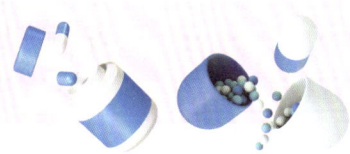

二、慎用药物

在备孕前要谨慎使用药物。如果感到不适需要用药，一定要在医生的指导下进行，同时告知医生自己的备孕计划。医生会考虑到备孕需求，选择适合的药物。

另外，有一些用于治疗急性呼吸道感染的药物，可能会影响生精功能。比如病毒唑，也就是利巴韦林，它是一种广谱的抗病毒药物。研究已经明确，利巴韦林具有较强的致畸作用。如果不小心使用了这类药物，那就要避孕至少 6~9 个月再开始生育计划。

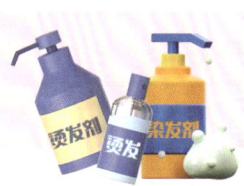

三、不染发不烫发

在备孕前的 3 个月里，最好不要进行烫发和染发。虽然我们都喜欢时尚的发型，但是烫发和染发常常需要使用化学试剂，其中的某些成分可能会对精子和卵子的发育产生不良影响。为了未来的宝宝，放弃一段时间的变美是很值得的。让我们把重心放在健康和孕育上，这样才能迎接一个健康可爱的宝宝的降临。

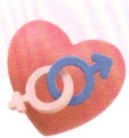

四、和谐的性生活

在备孕阶段，夫妻们可以尝试自然受孕的方式。除了月经期外，每周可以进行 2~3 次性生活，并且在排卵期增加性生活的频率，以增加受孕的机会。另外，在试管婴儿助孕周期中，并不需要完全避免性生活。适当的性生活可以缓解女方紧张焦虑的情绪。

五、必要时进行遗传咨询

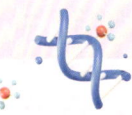

如果夫妻中有家族遗传性疾病的情况，或者有近亲婚配的背景，或者其中一方患有慢性疾病需长期服药，建议在备孕前前往遗传门诊进行咨询。通过咨询，可以确定是否适合进行自然受孕，或者是否需要提前进行医学干预。夫妻双方的健康状况对宝宝的健康非常重要。遗传门诊的专业人员能够提供相关的建议和指导，帮助夫妻做出正确的决策。

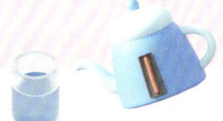

六、补充水分

在备孕阶段，确保足量的饮水非常重要，建议每天摄入 1500~1700mL 的水。饮水过少可能会降低体能，增加泌尿系统疾病的患病风险，而泌尿系统与生殖系统相邻，为了不受影响，备孕夫妻需要特别留意保持充足的水分摄入。此外，备孕夫妻最好避免喝浓茶和咖啡，最佳的饮品选择是水。

关于备孕，此篇提供了初级版和进阶版的建议和指导，但最终的终极版建议就是：遵循专业医生的指导和建议。

每个夫妻的情况都不完全相同，可能存在特殊的健康问题或其他因素，因此咨询专业医生是非常重要的。遵循医生的嘱托可以确保采取适合自身情况的正确步骤和决策。

记住，备孕阶段的目标是最大限度地提高健康和优化生育能力，只有专业医生才能从综合的角度给出最准确的建议。

女性备孕，从管理体重开始——

肥胖篇

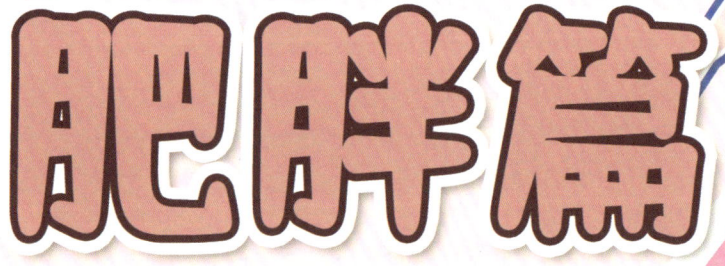

　　有很多女性在备孕多年以后依然未能成功减肥，但为了尝试试管婴儿助孕，她们下定决心减掉多余的体重。通过减肥，她们不仅实现了当妈妈的梦想，还收获了好身材。

　　减肥并非限定于特定年龄或性别。如何判断自己是否需要减肥？可以借助一个常用的指标：体重指数（BMI）。其计算方式为体重（kg）÷身高（m）^{2}。BMI超过24kg/m^2，定义为超重，而BMI超过28kg/m^2，则定义为肥胖。现在就来算算自己的BMI是否超标吧。

一、超重／肥胖对生育能力的影响

（1）超重／肥胖会对身体产生多种负面影响，尤其在备孕过程中。

（2）自然受孕率下降：研究表明，肥胖女性的 BMI 值每增加 1kg/m^2，自然受孕率就会下降约 5%。

（3）月经不调、多毛症、多囊卵巢综合征及男性不育症：超重和肥胖与这些问题密切相关。

（4）对试管婴儿助孕的影响：肥胖会导致卵泡发育缓慢、促排卵时间延长、费用增加以及卵泡发育不同步等问题。这些因素可能会增加周期取消的风险，影响获卵数、卵子质量和子宫内膜容受性，降低妊娠率。

（5）不良妊娠结局的风险增加：肥胖可能导致女性面临不良的妊娠结局，如妊娠期糖尿病、先兆子痫、子痫、血栓、低出生体重儿、自发性流产和死产的风险增加。

（6）对男性精液的影响：肥胖可能会影响男性精液的量和浓度，降低总活力和前向运动精子的数量，增加少精症和弱精症的风险。此外，体重的增加还可能使精子的 DNA 受损加重，降低受精率，增加流产等风险。

特别提醒：在助孕前控制体重绝不仅仅是女性单方面的问题，而是需要夫妻双方共同努力的。如果夫妻双方都属于肥胖者，那么他们一年内不孕的概率是体重正常夫妻的 2.7 倍；而对于体重超重的夫妻来说，他们一年内不孕的概率是正常体重夫妻的 1.4 倍。

二、肥胖的原因

引起肥胖的原因尚未明确，但流行病学研究人员认为肥胖的风险主要包括遗传因素和环境因素。此外，高热量饮食和不良的生活方式也是导致肥胖发生和发展的重要原因。

（1）遗传因素：肥胖具有一定的遗传倾向，有 40%~70% 的遗传率。目前，已经发现了一些罕见的单基因肥胖症，但对于大多数肥胖症来说，尚未发现明确的致病原因。

（2）饮食结构不合理：高热量饮食，例如过多摄入高糖和高脂肪的食物。

（3）缺乏体育锻炼：长时间久坐不动，缺乏适量的运动和体育锻炼。

（4）饮食失调：暴饮暴食、经常吃夜宵等不良的饮食习惯。

（5）生物钟紊乱：作息不规律、经常熬夜等可能会影响身体代谢和能量平衡的生活习惯。

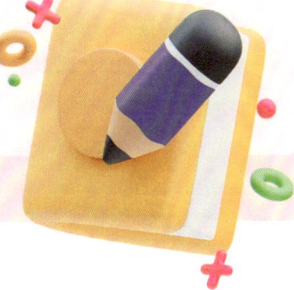

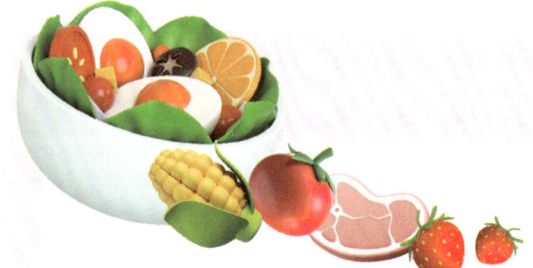

三、减肥妙招

1. 健康减肥妙招之"饮食"

在饮食方面，调整原有的不良饮食习惯是减肥的关键。建议每日饮食能量在原有的基础上减少 500~700kcal，一天的总供能在 1000~1500kcal，采用低能量饮食。但是要注意，减肥不鼓励无节制地节食，晚餐完全不吃，或者绝食。关键在于控制食量并保持均衡的饮食习惯。以下是一些建议。

控制总能量： 早餐、午餐、晚餐的能量分配应分别为 25%、40%、25%，上午或下午可适量加餐约占总能量的 10%。将一天的食物总量分成多个餐次摄入。此外，减少主食的分量，例如原本吃一碗米饭，可以减少至半碗；对于喜欢吃面食的人，可以选择早晨食用，并搭配蔬菜，减少面食的摄入量。减少主食的同时，增加蔬菜的摄入量，以增加饱腹感。另外，切记晚上不要吃夜宵。

丰富食物优化搭配： 减肥不意味着减少食物种类，应多吃新鲜蔬菜、粗粮，选择含糖量较低的水果（如油桃、李子、柚子、枇杷、草莓）。少吃肥肉，选择鱼、鸡、鸭、瘦肉、红肉等。减少含糖饮料、油炸食品、加工食品的摄入量，限制酒的饮用量，控制盐的摄入量。进餐时，先吃蔬菜和肉类，再吃主食，慢慢咀嚼，控制进食速度，每餐持续 20~30 分钟。

改善烹饪方法： 以清淡口味为主，推荐使用蒸、煮、焖、炖等低脂烹饪方法，不建议食用油炸和烧烤类食物。

针对特殊情况的饮食： 合并高血压的人在减重时需要限制食盐摄入，每天控制在 6g 以下（一啤酒瓶盖）。避免食用咸菜、咸鱼、咸肉、咸蛋等盐渍食品，以及味精、酱油、调味酱、鸡精等含钠高的调味品。查看食物的营养成分表，选择含钠量低的食物，减少隐藏钠的摄入。可以选择粗粮如燕麦、藜麦、黑米、糙米等作为主食，增加蔬菜摄入量，两餐之间适量食用低糖水果如桃、李、樱桃、西柚等。

2. 健康减脂妙招之"运动"

运动在减肥中起着关键作用。结合合理的饮食，运动可以成为减肥路上的好伙伴。

每天尽量安排 60~90 分钟的有氧运动，可以选择自己喜欢的运动，比如快走、慢跑、健身操或者游泳。每周进行 5~7 天的有氧运动，保持中等强度。此外，别忘了进行一些抗阻肌肉力量锻炼，比如举哑铃、俯卧撑、仰卧起坐和深蹲等，每隔一天进行，每次 10~20 分钟。有氧运动和抗阻肌肉力量锻炼的结合可以让减肥效果更好！

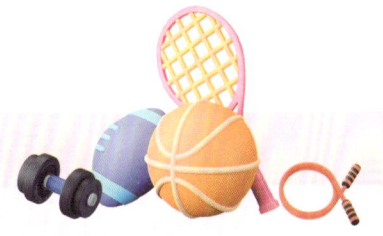

除了专门的运动时间，还可以在生活中寻找锻炼的机会。比如，注意走路姿势，挺胸收腹，快步走，会发现走着走着就瘦了。还可以以爬楼梯替代坐电梯，饭后靠墙站立 5 分钟等。这些简单而有效的锻炼方式不仅可以减肥，还可以改善体态和提升气质。

运动时要慢慢来，循序渐进。运动前要记得做充分的热身活动，然后逐渐增加运动的强度。避免空腹运动，最好在进食后 1~2 小时开始运动。如果感到头晕、局部异常疼痛等不适，要及时停下来，并在必要时进行进一步检查。

3. 健康减肥妙招之"睡眠"

研究显示，成人的睡眠时间与身体质量指数（BMI）、腰围以及肥胖率之间存在一种有趣的 U 型相关关系。这就是说，睡眠时间过多或过少都不利于减肥和防止肥胖。

为了预防和控制肥胖，建议在 22—23 时入睡，并保持每晚的睡眠时间在 7~8 小时。这样的睡眠时间对于防治肥胖非常有益。如果晚上睡眠质量不好，可以考虑减少或取消白天的午休时间。如果午休，时间最好控制在 15~30 分钟之间。

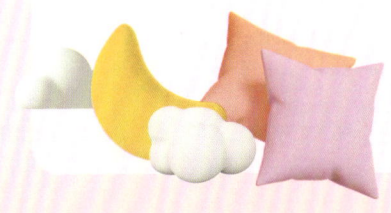

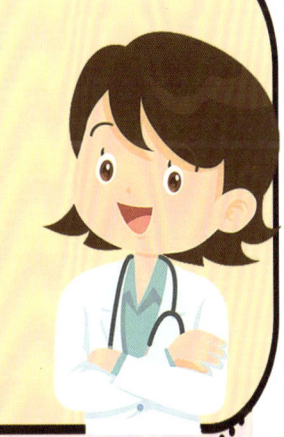

健康饮食、合理运动和良好睡眠是减肥的三大法宝。只要坚持做到这三点，相信一定能够达到理想的效果。但也要提醒大家，减肥这件事情可不是一蹴而就的，最关键的是要坚持下去，千万不要急躁！

设立一个小目标，以每周为期，然后按照计划去努力实现，不仅会有一个迷人的身材，还会有一个健康的身体！身材好了，身体健康了，迎接幸福"好孕"也会水到渠成了！

女性备孕，从管理体重开始——消瘦篇

在当今以瘦为美的社会中，很多女性可能认为越瘦越好。然而，事实并非如此。过于消瘦对于试管婴儿助孕来说并不利，因为身体太瘦可能会降低生育能力。因此，消瘦者同样需要进行体重管理，包括增重，以提高生育力。

一、什么是消瘦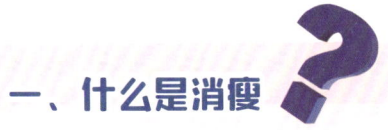

消瘦是指身体因疾病或其他因素而导致体重下降。根据中国国际生命科学学会办事处提出的成人体重指数标准，BMI（身体质量指数）小于 18.5 kg/m² 被认定为消瘦状态。

二、消瘦会带来哪些健康问题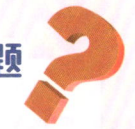

消瘦是一种营养不足的情况，常见于摄入热量和蛋白质不足，身体代谢加快，以及消化吸收功能不良。消瘦可能会引起一系列健康问题，其中包括增加死亡风险、患抑郁症、骨质疏松和骨折的风险，以及不孕的风险。研究表明，消瘦有可能导致多种内分泌激素的紊乱，其中包括下丘脑—垂体—卵巢轴功能障碍，导致卵泡生成激素和黄体生成素分泌减少，血液中雌激素水平降低，从而导致无排卵、闭经和性欲降低等问题。过度节食或过量运动导致的严重消瘦容易引起月经周期不规律、无排卵和继发性闭经。

对于计划进行试管婴儿助孕的消瘦人群而言，可能存在以下情况：优质胚胎数量较少，流产、低出生体重儿和早产的风险增加。

三、怎样应对消瘦问题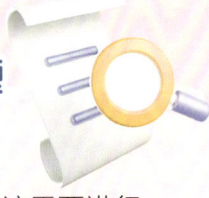

1. 排除基础疾病

当面对消瘦问题时，首先要排除是否存在基础疾病。这需要进行相关检查，以确定是否有疾病导致消瘦。如果确诊了疾病的话，应积极接受治疗。在排除了疾病因素后，就需要采取合理科学的饮食措施，以改善消瘦的问题。

2. 确定增重目标

为了逐步达到标准体重，对于消瘦人群而言，最好采取循序渐进的方法。每周增加约 0.5kg 是一个合理的目标。这样的增重速度可以逐步改善体重状况，同时确保身体适应和吸收所摄入的营养。

3. 科学饮食

（1）食物的选择要多样化，易于消化，且具有较高的能量密度。主食可选择米、面、杂粮等；蛋白质食物可选择鱼、肉、蛋、奶、豆制品等高质量的蛋白质来源；适量摄入蔬菜、水果和坚果；选择橄榄油、茶籽油、亚麻籽油、紫苏油等植物油作为烹调油，减少或避免摄入动物油脂如猪油、牛油；如有需要，可通过食用凤尾鱼、鲑鱼、沙丁鱼等深海鱼类来补充 ω-3 脂肪酸；此外，减少汤水类食物的摄入，因为汤水会降低食物的营养和能量密度，不利于营养摄入。

（2）减少或避免高油高糖食物的摄入。减少食用油腻食物如肥肉、煎炸食品，因为这些食物的脂肪含量较高，且在制作的过程中易破坏营养成分，常食用这类食物无法满足身体对营养的需求。同样，要减少摄入高糖食物如饮料、冰激凌、饼干等，这些食物的营养成分较低，常食用会加重营养不足的情况。

（3）采用少量多餐、合理用餐的方式。对于过度消瘦的人群，可以改变用餐方式，将原来的一日三餐改为一日多餐，每次用餐量适量，确保定时定量。避免过度进食或偏食等不良饮食习惯。

（4）考虑使用额外的营养补充品。对于营养摄入不足的人群，可以考虑使用特殊医学用途配方食品作为营养补充。这种类型的营养品相比于汤水或粥食，具有更高的能量和蛋白质含量，并且富含维生素和矿物质，易于被身体消化吸收利用。

4. 适量运动

每天进行 30 分钟的中等强度运动，主要以抗阻肌肉力量锻炼为主，如俯卧撑、弹力带和沙袋训练，并结合有氧运动。在进行运动时务必注意安全，并在运动后及时补充水分。同时选择富含易消化蛋白质的食物，如鸡蛋蛋白、酸奶等，以满足身体的营养需求。

5. 其他生活建议

（1）确保每晚都能享受充足的睡眠，按时上床，早晨定时起床。记住，每天要争取 8 个小时的睡眠时间！不熬夜不赖床，健康的身体需要充足的休息时间。

（2）保持愉快的心情，避免负面情绪的困扰。积极的情绪可以保持身体新陈代谢的稳定运行。相反，长时间的焦虑、抑郁或烦躁情绪会对身体的内分泌和其他机体功能造成干扰，对消瘦状态百害而无一利。快乐心情是拥有健康身体的秘诀之一！

大家别再只追求"瘦"啦！特别是准备要宝宝的姐妹们，是时候积极锻炼、调整饮食和生活习惯了。健康体魄是备孕的秘诀，宝宝更需要一个健康、温暖的"家园"！跟着健康的步伐，让"好孕"不再遥不可及！

岁月无情，守护**卵巢健康**的必备知识

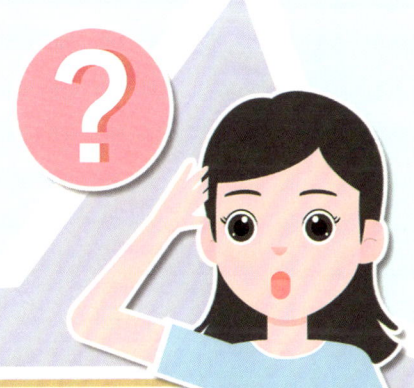

　　卵巢是女性生殖系统的一部分，有着非常重要的使命。它就像是女性的生产基地，负责生产卵细胞和分泌性激素，对女性的生育能力起着至关重要的作用。

什么是卵巢功能？

卵巢功能也就是卵巢储备功能，是指卵巢内存留卵泡的数量和质量，反映女性的生育潜能。胎儿期时，女性卵巢内的原始卵泡数量是最多的。但青春期后，每个生理周期都会消耗卵泡，所能动员的卵泡数量也逐渐减少。当原始卵泡耗尽，卵巢的分泌功能大部分停止，生育能力随之终止。因此，随着年龄的增长，卵巢储备功能逐步下降。

卵巢储备功能的下降或者过早下降，被称作卵巢储备功能不足，也就是我们常说的卵巢功能差。

卵巢功能差是指由于年龄或疾病等原因，卵巢内的原始卵泡或卵巢皮质内的其他重要组织被消耗或者破坏，导致卵巢产生卵子的能力减弱，即卵子数量减少，卵子质量下降，进而导致女性生育能力下降及性激素的缺乏。表现为月经稀发、经量减少甚至闭经以及生育能力或性能力减退，严重影响女性的身心健康及生活质量。

如何判断自己的卵巢功能是否下降？

目前，认为抗米勒管激素（anti-müllerian hormone，以下简称AMH）定量检测结合卵巢内窦卵泡计数（antral follicle counting，以下简称 AFC）是评价卵巢储备功能灵敏度和特异度的最佳方法。评估卵巢储备功能下降的指标如下。

①基础卵泡生成激素（follicle-stimulating hormone，以下简称 FSH）是指月经周期第 2~3 日的血清促卵泡生成素水平。目前国内临床上以 10IU/L 为诊断的临界值，基础 FSH ≥ 10IU/L 则提示卵巢功能下降。

② AFC 是指在月经周期的第 2~5 日，双侧卵巢直径为 2~9mm 的卵泡数，以双侧卵巢的窦卵泡 ≤ 5~7 个为预测卵巢功能下降的指标。

③基础 AMH 水平 < 1.1UG/L，预示卵巢储备功能下降。

卵巢功能为什么会变差呢？

女性的卵巢就像是一个神秘的宝库，存放着先天和后天的宝贵资源。卵巢功能下降可以被各种因素影响，就像是一场复杂的演出，有年龄、遗传、免疫、医源、生活习惯等多个角色。

1. 年龄

随着时间的推移，年龄的增长，卵巢这个大宝库里面的宝贝数量逐渐减少，质量也在下降，越到后面下降速度越快。但也有一些女性朋友可能因为卵母细胞先天储备不足，又或是在后天各种因素的作用下，卵母细胞消耗过快，出现不相称的情况。就像 20 岁女孩，却有着50 岁的卵巢，这种情况就如同一场神秘的时空错位大冒险。

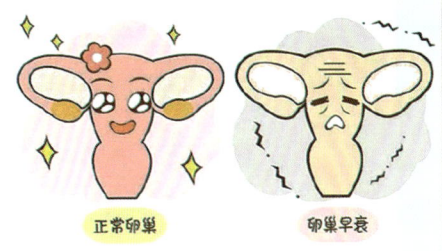

正常卵巢　　　卵巢早衰

2. 遗传因素和免疫失调

遗传因素占 20%~25%，包括染色体异常和基因变异。染色体畸变、细胞促性腺激素受体缺陷、抗透明带抗体阳性、易感基因多态性、先天性遗传缺陷等，均可导致卵巢储备功能下降。自身免疫失调也可能造成卵巢功能损伤，究竟为原因或结果，目前还没有定论。

3. 医源性因素

因疾病原因难以避免的治疗手段，包括盆腔手术、盆腔感染、化疗及盆腔放疗等都会直接或间接损伤卵巢，或是影响卵巢血液供应，导致卵巢功能衰退，降低其反应性。主要包括以下几个方面。

①子宫内膜异位症会严重影响卵巢的排卵率、储备功能和对外界刺激的反应。

②妇科手术史，尤其是子宫、卵巢手术可损伤卵巢组织或影响卵巢血液供应，导致卵巢功能下降。

③人工流产可能对卵巢造成伤害，影响生育力。

④急性炎症如卵巢脓肿，可能需要手术治疗而损伤卵巢功能。慢性炎症也会破坏卵泡组织，影响卵巢功能。

4. 不良生活习惯

女性的卵巢功能在其胎儿时期就已经决定，但后天生活因素也能直接影响卵巢功能。日常生活中，生活习惯会直接影响卵巢功能，甚至导致不孕症。

卵巢的衰老通常是不可逆的。损伤越严重、消耗越快，卵巢衰老的速度就越快。但是女性朋友可以尽量避免不必要的损伤，保护好卵巢，使它的衰老更慢一些。

日常生活中到底暗藏着哪些卵巢"杀手"，又该如何避免呢？下面是整理出来的"卵巢杀手黑名单"。

1号"杀手"：久坐久卧和过量运动

长时间久坐久卧，缺乏运动对新陈代谢和血液循环都不利，还可能加速器官衰老和功能减退，对女性来说可能会导致卵巢功能下降。资料显示，久坐者在患卵巢早衰的人群中有很大比例。

而与之相反的则是，运动较多的人士要注意自己的运动量。因为长期高强度的锻炼也可能会导致内分泌紊乱，从而影响卵巢功能。换句话说就是，既不能不动，也不能动太多。

正确方法：适量运动，为提高身体素质并保护卵巢建议可以选择每天进行适宜的有氧运动 30 分钟，如慢跑、快走、爬山、骑车、打球、瑜伽等。每周至少进行 5 天的运动，总时长达到 150 分钟以上。记住，能动就别躺着，能站着就别坐着。循序渐进，持之以恒，让运动成为生活中的一部分！

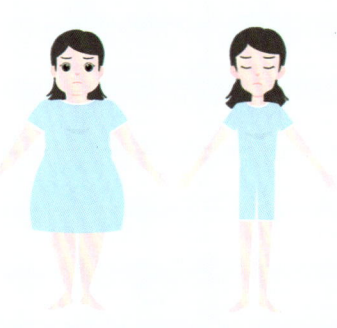

2号"杀手"：超重、肥胖和体重过轻

许多研究表明，超重、肥胖对生育不利，容易导致排卵障碍和生育力低下。超重女性的生育力下降 8%，而肥胖者的生育力则下降达 18%。数据显示，减轻体重可改善肥胖妇女排卵功能，并改善妊娠结局。另外，体重过轻或过度消瘦可能会导致身体提早进入"衰老期"，包括卵巢功能的衰退，从而导致月经不规律，无排卵和继发性闭经。保持合适的体重，对于女性健康和生育很重要哦！

正确方法：对于超重或肥胖女性来说，少吃多动，持之以恒，合理控制体重是关键。而对于过度消瘦的女性来说，不盲目追求时尚，不要过度节食，保持按时进餐，多样化饮食，均衡营养。无论是从本身健康而言，还是从生育力的角度来看，保持标准体重都非常重要。

3号"杀手"：吸烟，酗酒

香烟中的有害物质如尼古丁和多环芳烃等通过氧化应激和影响内分泌系统，直接干扰女性正常的生理周期，抑制雌激素产生，影响卵巢功能，甚至可能导致卵巢早衰和诱发多囊卵巢综合征等生殖内分泌疾病。另外酗酒也会降低女性的卵巢储备能力和生育能力，有研究表明每周饮酒两次及以上的女性的 AMH 水平甚至比不饮酒同龄女性的低 26%。

正确方法：戒烟限酒，同时避免二手烟的伤害。

4号"杀手"：焦虑、紧张、烦躁等负面情绪

当今社会竞争压力大，生活节奏快，我们难免会感到紧张和焦虑，大家都知道情绪与健康息息相关，但或许不是所有人都知道情绪对女性卵巢也会有直接影响。实际上，不良情绪将直接影响中枢神经系统以及性腺轴功能，导致 FSH 和黄体生成素（luteotropichormonr，以下简称 LH）异常分泌，从而引发排卵功能障碍、闭经、卵巢储备功能下降或卵巢早衰。

正确方法：保持平和心态，避免焦虑、烦躁和其他消极情绪。学会心理调适和情绪调节，对待心理冲突，可以尝试旅游，找朋友聊天或夫妻之间沟通等，有助于及时宣泄不良情绪。此外，培养兴趣爱好也是个不错的选择，如养花、听音乐、练书法、绘画等。怡人情志，调和气血，对心理健康大有裨益。如果有需要，也可以考虑前往心理门诊进行解压治疗，让自己的心情如同春风拂面，轻松愉悦。

5号"杀手"：熬夜

现在大家的夜生活丰富，喜欢熬夜。但是，长期熬夜或睡眠不足会影响女性激素的合成，导致内分泌紊乱，从而影响卵巢功能。

正确方法：规律作息，早睡早起，避免熬夜。每天要在 23 时前入睡，因为人在睡后 1.5 小时后才进入深睡状态。如在 22—23 时上床，则人的深睡时间在 24 时至次日凌晨 3 时，此时人体的体温、呼吸、脉搏及全身状态都已进入最低潮，利于机体功能恢复。

6号"杀手"：在污染有毒的环境中工作／生活

污染／有毒的环境包括以下方面。

①工作环境：如服装、制鞋工厂，环境密闭，通风不好，有害气体浓度高。长年吸入这些有害气体，会加速卵泡凋亡。

②高危职业：如从事介入手术的医生，保护措施做得不到位，长期高射线也会影响到卵巢，直接损伤卵巢。

③生活环境：新房装修（甲醛、苯、氨等）、周边工厂排出的有毒物质、饮食接触塑料制品、杀虫剂等。

④劣质染发剂、化妆品：苯、汞可通过皮肤黏膜吸收，严重损伤卵巢。

正确方法：要让我们的身体远离有毒物质和射线的危害。尽量减少接触这些有害因素，同时要避免长期暴露在污染的环境中，如空气污染、电力辐射等。

除了规避不良的生活习惯外，科学的卵巢保养还可以从以下方面着手。

1. 健康饮食

合理膳食对卵巢保养非常重要！我们可以通过吃什么、怎样吃来顺应身体的规律，让身体不提早进入"衰老期"。按时进餐，远离减肥药，避免过度节食引发经期紊乱。根据《中国居民平衡膳食宝塔（2016）》的推荐，食物应多样化，每天的膳食应包括谷薯类、蔬菜水果类、畜禽鱼蛋类、大豆坚果类等，每天摄入 12 种以上的食物，每周 25 种以上。建议少盐、少油、控糖、限酒。

饮食上建议多吃：富含蛋白质的食物（如牛奶、鱼虾、鸡蛋等）；富含维生素 C 的新鲜蔬菜和水果（如番茄、菜花、深色叶菜类及猕猴桃、柑橘、柠檬、青枣等水果）；富含维生素 E 的食物（如橄榄油、茶籽油、胡麻油等植物油，核桃、芝麻、松子、南瓜子仁等坚果，黑豆、赤小豆等豆类及制品，蛋黄）；富含 β - 胡萝卜素的食物（如胡萝卜、菠菜等蔬菜及芒果、杏、柿子等水果）。

同时，根据医生的指示可以适当补充一些保养卵巢的营养素补充剂，如维生素 C、维生素 E、辅酶 Q10、番茄红素、脱氢表雄酮（dehydroepiandrosterone，以下简称 DHEA）等。

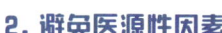

2. 避免医源性因素

如果没有生育意愿，就要进行有保护的性生活，并采取避孕措施。避免长期口服紧急避孕药、多次人流和不洁性生活，减少炎症发生和内分泌紊乱，避免流产、宫外孕造成的伤害。如须进行盆腔手术，建议在术前与生殖专家沟通，听一听生殖专家对手术的意见，最好由生殖科医生和妇科医生共同会诊，制定一个既保护生殖功能又治疗疾病的个性化手术方案；对于无手术指征的子宫内膜异位症患者，如果试孕半年无果，建议尽早接受"试管婴儿"治疗；如患肿瘤需要做放疗、化疗的女性，也可进行生育力保存，提前冷冻胚胎、卵子或卵巢组织。

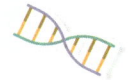

3. 遗传因素，积极预防

在遗传的致病因素方面，可以采取一些预防措施。一旦确定了致病基因，可以进行基因筛查，做到早期预警。对于有卵巢早衰家族史的女性，可借助高通量测序技术筛查致病基因。对家系中直系亲属携带遗传变异的年轻女性，建议尽早生育，或在政策和相关措施允许的情况下进行生育力保存。但卵巢功能下降的病因十分复杂，尽管我们可能付出了极大的努力，但仍有部分患者的病因难以明确。

科学合理选择营养补充剂——养出易孕体质

大家都知道备孕时需要补充营养素，因为它们是宝宝成长所需的燃料！但是许多备孕夫妻并不清楚为什么要补？又应该怎样补？还有，什么样的营养补充剂才适合自己呢？这份营养补充指南适合不同类型的备孕夫妻，无论是否存在特殊情况，都可以从中获取有益信息。

一、为什么备孕期间和孕期要补充营养

备孕夫妻的营养状况直接影响着孕育和哺育新生命的质量。备孕的女性通过补充多种微量营养素，能够提高卵子的质量，并优化生殖内环境，从而提高成功受孕的概率，减少流产的风险，甚至缩短怀孕时间，并预防宝宝出生缺陷的风险。因此，在追求"优生优育"的道路上，备孕期和孕期的营养补充显得非常重要而且必不可少。

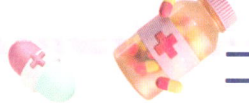

二、各种营养素补充剂要怎样选

辅酶 Q10

辅酶 Q10 是一种脂溶性抗氧化剂，存在于人体所有细胞中。它能够提高免疫力、延缓衰老过程，并增强人体活力。此外，辅酶 Q10 还可以提高卵子和精子的质量。随着年龄的增长，辅酶 Q10 的水平会下降，尤其是在心脏、肝脏、肾脏、卵巢和睾丸等器官中。对于高龄人群来说，辅酶 Q10 作为抗氧化剂可以预防自由基引起的细胞过氧化反应。研究还发现，辅酶 Q10 能改善卵母细胞的能量代谢、增加窦卵泡的数量，并预防染色体变异。

适宜人群： 胚胎质差、卵巢低反应或卵巢储备功能减退、少（弱、畸）精子症。

番茄红素

番茄红素属于类胡萝卜素的一种，是目前自然界中发现的功能最强的抗氧化剂之一。自然界中许多植物性食物如番茄及其制品、西瓜、葡萄柚、木瓜和石榴等都富含番茄红素。适量增加这些食物的摄入对想要提高卵子和精子质量的人群是有益的。虽然番茄及其制品等植物性食物中含有番茄红素，但其消化吸收和利用的效率可能较低。因此，对于希望更充分摄取番茄红素的人群，可以考虑选择番茄红素的补充剂。

适宜人群： 高龄（年龄 >35 岁）、胚胎质差、卵巢低反应、少（弱、畸）精子症。

DHEA

DHEA 是一种野山药提取物，也被称为外源性天然弱雄激素。尽管它不会激活雄激素受体，但 DHEA 的应用可以改善卵巢储备功能，提高自然受孕和辅助生殖技术妊娠率，并降低流产率。根据《辅助生殖促排卵药物治疗专家共识》，建议在进行体外受精（in vitro fertilization，以下简称 IVF）之前至少 6 周开始补充 DHEA。

适宜人群： 适宜于卵巢反应不良、卵巢储备功能减退、卵巢早衰。

复合肌醇片

该产品天然提取了两种肌醇，即肌肉肌醇和 D- 手性肌醇，配比为40:1，符合人体的最佳生理剂量。它具有多种作用，包括提高卵子和胚胎的质量，提高妊娠率，恢复多囊卵巢综合征（polycystic ovary syndrome，以下简称 PCOS）患者的月经周期，降低总睾酮水平，提高血糖控制能力和胰岛素敏感性等。

适宜人群： PCOS 患者；二甲双胍不耐受者或肝肾功能异常的血糖／胰岛素异常者；妊娠糖尿病高危人群。

5 乳清蛋白粉

乳清蛋白粉是一种营养价值较高的优质蛋白质，对于维持肠道和肌肉组织的健康，以及补充体内谷胱甘肽的数量和提供抗氧化功能等方面起着重要的作用。在进行促排卵期间，对那些由于肥胖、消瘦或动物性食物摄入不足等原因而无法通过正常饮食获得足量蛋白质的患者来说，可以在营养门诊进行饮食评估后补充乳清蛋白粉或营养粉，以满足特殊时期的高蛋白饮食需求，有助于维持营养平衡和健康，例如在取卵前后、卵巢过度刺激综合征、低蛋白血症等情况下。

6 二十二碳六烯酸（DHA）

DHA 是一种胎儿大脑神经系统发育所必需的 ω-3 脂肪酸，因此被称为"脑黄金"。它在宝宝的大脑和视神经发育中扮演着非常重要的角色。根据《中国孕产妇及婴幼儿补充 DHA 的专家共识（2015 年）》，从怀孕到宝宝出生的过程中，孕妇每天要摄入 200mg 的 DHA，它通过血液和胎盘输送给胎儿，以提高胎儿神经细胞的成熟度。通过摄入足够的 DHA，孕妇可以为胎儿的大脑和视神经发育提供重要的支持。

7 褪黑素

褪黑素是一种由色氨酸转化而来的物质，对睡眠质量不佳的人来说有积极的作用。为了提高睡眠质量，建议选择富含色氨酸的食物，如水果、蔬菜、鱼类和白肉。此外，在辅助生殖技术的研究中发现，褪黑素具有抗氧化作用，能够增加成功获卵的数量和高质量胚胎的数目，从而提高临床妊娠率。在日常饮食中选择富含色氨酸的食物，以及补充适量的褪黑素，有助于提高睡眠质量并增加辅助生殖技术的成功率。合理获得这些营养物质，有助于维持健康的睡眠，并提高受孕的机会。

8 益生菌和膳食纤维

近期研究发现，肠道菌群与生殖健康之间存在密切的关系。益生菌和膳食纤维可以调节肠道菌群。益生元是益生菌的"食物"，当益生元被肠道内的益生菌摄取后，有利于有益细菌的生长和繁殖。而膳食纤维在肠道益生菌的作用下发酵，产生短链脂肪酸，这些短链脂肪酸在健康方面有着广泛的作用。特别是对存在慢性炎症、代谢问题和免疫方面困扰的患者有益。这些调节肠道菌群的措施有助于改善患者的生殖健康状况。

温馨提示：
营养补充剂应在专科医生或营养医生指导下使用，以避免营养素摄入不足或过量的风险。然而，仅依赖补充营养素补充剂不能养成易孕体质。备孕男女需要养成饮食均衡、健康的生活方式和积极的心态才能提高生育能力。这些因素是优化备孕条件的科学方法。

篇章三

男性生育健康指南：科学保护精子质量

男性生育力保护，从保护"小蝌蚪"开始

经常有夫妻备孕多年仍未成功，前往医院检查后，发现问题出在男方的"小蝌蚪"上，它们数量少、活力低、畸形率高，让怀孕变得渺茫。

那么，我们如何及时发现"小蝌蚪"的问题呢？

一般来说，如果夫妻备孕半年仍未如愿，建议对男方的"小蝌蚪"进行相关检查，检查项目主要包括精液常规和形态学分析，其中涉及精子的浓度、活力、正常形态精子百分比等指标。如仅一次精液检查结果异常，不必过于焦虑，可能是因禁欲时间太短或太长，收集标本方式有误，实验误差等因素影响了检查结果的准确性，此外精子本身存在一定的波动，也可能影响检查结果。建议禁欲 2~7 天后重新检查一次，确定是否异常。特别需要注意的是，如检查结果提示无精子，一定要前往生殖男科行精液离心检查，因为即使初步检查结果显示无精，通过进一步离心检查后，仍可能从精液中找到少量的精子。

一起看看日常生活中，"小蝌蚪"容易受到哪些伤害？

伤害一：吸烟、酗酒、熬夜等不良生活习惯。

长期吸烟的男性的精子受精能力较不吸烟者下降了 75%，因为香烟中的尼古丁会损害睾丸的生精功能，使精液中的"小蝌蚪"数量减少，活力降低，畸形率增高，甚至导致睾丸萎缩。

此外，过度饮酒会导致促性腺激素释放减少，睾丸内睾酮分泌减少，从而影响精子数量，影响男性勃起功能。

长期熬夜会导致生物钟发生紊乱，从而影响内分泌系统，导致"小蝌蚪"质量下降。

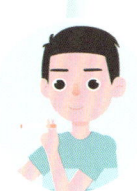

伤害二：肥胖。

人体脂肪组织中含有芳香化酶，这种酶可以将雄激素转化为雌激素，过多的雌激素会影响小蝌蚪质量。目前多项研究表明，肥胖对生育也是不利的。相较于正常体重的男性，超重的男性更容易患上少精子症或无精子症。而且超重和肥胖的男性其精子的 DNA 碎片率增加，精子细胞凋亡的风险也会增加。

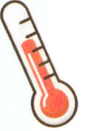

伤害三：高温环境。

一般来说，男性睾丸需要在 34℃ ~35.5℃ 的温度范围内才能产生健康的"小蝌蚪"，当体温超过 38℃ 时也会影响小蝌蚪的质量。值得注意的是，日常生活中的一些习惯可能会使睾丸温度升高，例如，久坐，洗桑拿，泡温泉，汗蒸，长期高温环境下工作或长期穿紧身内裤等。研究发现，男性阴囊温度升高可能会干扰精子的生成。精子活力和浓度明显下降，精子畸形率明显增高，进而影响男性生育力。

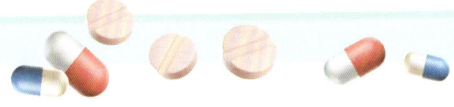

伤害四：药物。

药物对男性生育力的影响，受到药物的种类、剂量、疗程等因素影响。例如大剂量的糖皮质激素、雄激素；治疗高血压的钙离子通道阻滞剂、螺内酯；治疗痛风的秋水仙碱；治疗慢性胃炎胃溃疡的西咪替丁、奥拉美唑；以及治疗肾脏疾病的雷公藤多苷片等药物，都会对"小蝌蚪"的质量产生影响。

伤害五：电磁辐射。

研究表明长时间使用手机可能会受到电磁辐射，从而增加手机波段的影响，导致精子数量减少，精子活力降低以及精子头部缺陷，影响精液质量。此负面影响与手机辐射的频率和持续时长成正比。建议避免将手机放在裤子口袋里，晚上睡觉时尽量关机。

看到这里，男性朋友们肯定想问，我们应该如何呵护自己的"小蝌蚪"呢？

首先，戒烟限酒、规律作息、远离强辐射环境是保护"小蝌蚪"的基本要求。

其次，控制饮食，适度运动，保持体重，远离高温环境和有毒化学物质，还有拒绝紧身裤，都是保持精子健康的关键。

再次，对于患有慢性疾病的朋友们，尤其需要咨询专业医师，尽量选择对生精功能影响小的药物，必要时还可以冷冻保存宝贵的精子。此外，可就诊生殖男科门诊排除精索静脉曲张及泌尿生殖道感染等疾病，出现异常情况需及时治疗。

最后，备孕期间如果遇到问题，一定要及时咨询生殖男科医师。采取合适的治疗，甚至可以考虑辅助生殖技术，如人工授精，试管婴儿助孕。

精液质量的科学评估

　　要想成为"人类高质量男性"，除了关注物质和外表条件，还要关注自己的精液质量。以下是高质量精液的养成秘诀，请收好！

　　精液检查是不孕不育诊断中的重要部分，也是最为关键的项目之一。

一、常规精液检查有哪些项目

精液检查通常包括精液常规、精子形态学分析、顶体酶等项目。这些项目主要用于评估精子的浓度、活力、正常形态的百分比以及精子顶体功能。此外，还有其他项目如精液细菌培养、精子存活率、精液抗精子抗体、精液白细胞过氧化物酶染色等。

二、如何判断精液检查结果是否正常

1. 精液常规

精液常规检查是评估精液质量的重要指标之一，包括精液液化时间、精液pH值、精液量、精子浓度精子总活率以及前向运动精子百分比等项目。其中，精液量、精子浓度和前向运动精子百分比是最为重要的三个指标。

（1）精液量：参考值≥1.5mL。如果精液量过少，可能提示精囊腺发育不良或射精管囊肿。在此情况下，可能需要进行经直肠超声检查以进一步了解情况。

（2）精子浓度：参考值≥$15×10^6$/mL。如果检查结果低于该值，可诊断为少精子症。严重少精子症的诊断标准是精子浓度≤$5×10^6$/mL。对于严重少精子症患者，建议进一步进行Y染色体微缺失和性激素水平检查，以更全面地评估情况。

（3）前向运动精子百分比（a级+b级）：参考值≥32%。如果检查结果低于该值，提示弱精子症。中、重度弱精子症可导致男性生育能力下降。

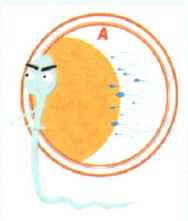 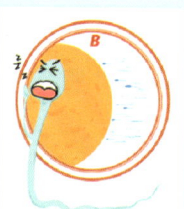 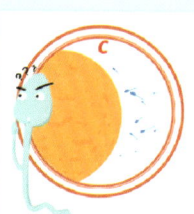 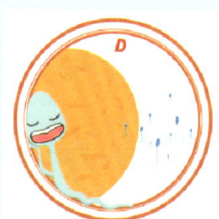

a级精子　　　　b级精子　　　　c级精子　　　　d级精子
勇往直前　　　　行动缓慢　　　　迷失方向　　　　停滞不前

2. 精子形态学分析

精子形态学分析是指通过涂片染色后经显微镜放大1000倍后观察与分析精子形态的检测方法，正常形态精子百分比≥4%。如果正常形态精子百分比过低，提示畸形精子症。严重的畸形精子症可能会影响精子与卵子的结合，但与胎儿畸形没有直接关系。正常形态的精子通常具有较高的受孕潜力。

3. 顶体酶

顶体酶是精子顶体蛋白水解酶的总称，它是评估精子受精能力的重要指标之一。参考值 $\geq 48 \, IU/10^6$。如果精子顶体酶水平下降，可能提示精子顶体功能缺陷，从而影响精子与卵子的结合能力。顶体酶在精子受精过程中起着关键的作用，它帮助精子穿透卵子的外层，实现受精。如果顶体酶水平低于正常值，精子的受精能力可能会受到影响。

如果一次精液检查结果异常，请不要过于担心。精液情况的结果通常可能会有波动，一次检查的结果并不能完全代表真实的情况。因此，通常需要进行 1~2 次复查才能得出准确的诊断。

三、精液检查结果为什么会有波动

许多因素会影响精液检查结果，包括禁欲时间、身体状况、采集方式以及男性的疲劳程度和心理状态等。

首先，人体精子的生成存在一定的生理波动，因此精液质量在不同时间段可能会有所不同。这意味着出现检查结果的波动是情理之中的。

其次，禁欲时间的长短也是影响检查结果的一个因素。世界卫生组织建议的禁欲时间是 2~7 天。禁欲时间过长可能导致精子活力下降，而禁欲时间过短则可能导致精子浓度下降。因此，建议在每次检查前选择一个相对固定的禁欲时间，比如第一次检查时禁欲 3 天，再次检查时也同样禁欲 3 天。

除此之外，精液采集和送检也影响精液分析结果的准确性。最理想的情况是在医院的排精室进行手淫法采集精液，并立即进行检查。但有部分男性可能不适应医院的排精室环境，需要在家里或酒店房间里排精。在这种情况下，如果精液标本的送检不及时、收集不完整，或者运送途中环境温度过高或过低，都会影响检查结果的准确性。

另外，精液检查结果也会受到身体状况的影响。例如，在检查前过度劳累、基础性疾病或情绪不良可能导致精液质量异常，尤其是检查前有发热症状对精子参数的影响较大。

在试管婴儿助孕治疗期间，男性应保持良好的身心状态，避免劳累、熬夜、吸烟和酗酒，并注意适当的运动，增强体能。如果近期出现发热症状，应提前告知医生，并推迟检查时间，因为发热症状会影响精子数量和活力。

四、精子质量异常怎么办

为提高精液质量，建议改变一些不良的生活习惯，如戒烟、限酒、避免熬夜、避免久坐和增加运动等，有助于提升精液质量。

如果怀疑存在精索静脉曲张、泌尿生殖系统感染或输精管梗阻等情况，建议到正规医院生殖男科进行检查。在病因不明的情况下，通常不建议长时间使用药物治疗（通常药物治疗时间不超过 3~6 个月）。同时，不要迷信所谓的"进口药"或"昂贵药物"，而是尽快就诊于正规辅助生殖医疗机构，听取专科医生的建议。

特别需要提醒的是，对于轻度少弱精症患者，这并不会影响试管婴儿助孕的妊娠率。一些患者可能不需要额外使用药物，以免增加不必要的经济负担。具体情况需要听取专科医生的建议。

男性同胞们对于判断精液质量以及提升精子质量是否有了更加专业和深入的了解呢？爱护精子，保障精液质量，离成为"人类高质量男性"又近了一步呢！

了解射精困难：克服困境，重拾自信

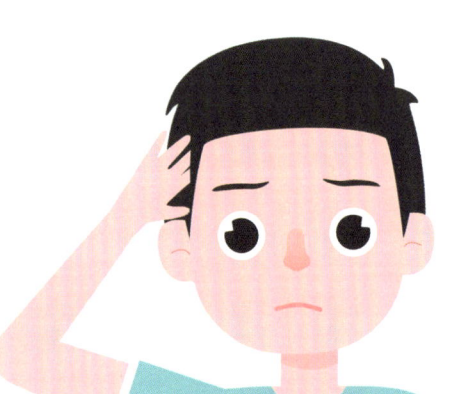

　　射精这个话题常常令人感到尴尬，尤其是当涉及射精困难时，更让人们羞于启齿。虽然这个话题困扰着众多男性，但我们必须正视它，并找到破除困境的方法。

射精困难，顾名思义，指的是性生活或手淫的过程中不能顺利射精。通常情况下，射精困难可以归纳为以下几种情况。

（1）完全无法射精：无论是性生活时还是手淫时，都无法达到射精的状态。

（2）性生活射精困难：性生活时无法射精，但手淫时却可以。

（3）手淫射精困难：手淫时无法射精，但性生活时却可以。

（4）特定环境下射精困难：在家里的性生活和手淫都可以顺利射精，但在医院的排精室却遇到困难。

一、造成射精困难的原因有哪些

射精困难的原因是多样的，临床上根据不同的原因可以分为功能性不射精、境遇性不射精、器质性不射精和药物性不射精。

1. 功能性不射精

这种情况指的是男性没有器质性病变，而是由于射精中枢的阈值过高或性刺激不足而导致的不射精。通常与精神、心理和环境等因素有关，临床上比较常见。当前，关于其发病机制尚不明确，也没有特定的药物可以改善。对于有生育需求的夫妻，男方可以手淫排精后进行人工授精来实现助孕。必要时行睾丸穿刺取精获得精子进行辅助生殖治疗。

2. 境遇性不射精

这种情况是指在特殊情况下无法射精，例如前面提到的性生活时可以射精，但手淫时无法射精，或者在家中可以射精，但到医院排精室却无法射精。在试管婴儿助孕中，这种情况经常发生。应对这种情况可以采取以下措施。

（1）在取精前避免过度疲劳，保证充足的睡眠（尤其是前一晚）。

（2）如果紧张导致勃起困难，应放松心情，调整心态。必要时，可以咨询男科医生并口服相应药物以帮助勃起。

（3）如果上述方法仍无法解决射精困难，可尝试使用不含杀精成分的避孕套，通过同房方式收集精液。

（4）如果经过上述尝试仍无法排精，可以行睾丸穿刺取精获得精子，进行辅助助孕生殖治疗。

3. 器质性不射精

性生活时和手淫时均无法射精，常见于神经系统疾病，如大脑病变、脊髓或外周神经损伤等。在这种情况下，建议行睾丸穿刺取精获得精子进行辅助生殖助孕治疗。

4. 药物性不射精

某些药物的服用会影响男性的射精，例如抗精神类药物、抗高血压类药物以及抗雄激素类药物等。此外，吗啡成瘾和慢性酒精中毒等情况也可能导致药物性不射精。如果出现这种情况，需要咨询专科医生，了解是否能停药或更换药物，因为大部分患者在停药或更换药物后，不射精的现象可以缓解。

另外，随着年龄的增长，射精功能也会下降。

尽管射精困难的发病机制复杂，但经过正规治疗，绝大多数患者是可以找到解决方案的。

二、如何有效预防排精困难

1. 保持良好心态

部分男性由于疾病或其他原因容易情绪波动，进而影响射精。因此，在日常生活中保持积极乐观的心态，克服心理阴影，采取正确的自我治疗方法，放松心情，保持气血顺畅，这是迈向"爸业"成功的基础。

2. 戒烟限酒

经常吸烟会使男性生殖器官受到尼古丁等有害物质的刺激；大量酗酒会导致前列腺和精囊充血，进而引起射精困难。因此，为了避免射精障碍，男性应戒烟限酒，保持生殖器官的健康。

3. 适度运动

男性的正常射精需要有健康的身体作为基础，因此要抽出时间进行户外运动锻炼。适度的运动可以加速身体新陈代谢，增强体质，有效预防射精困难。

4. 注意饮食

饮食方面以清淡为主，保持均衡饮食。避免摄入过多辛辣刺激性食物，以补肾、柔肝、通窍、利湿、活血、滋阴、调补气血等饮食疗法为主。有意识地选择健康的食物，将会为克服射精困难提供有力支持。

具体要怎么吃？不妨试试下一页推荐的食谱。

● 赤小豆粥：将 30g 赤小豆和 50g 薏米一起煮成粥。赤小豆具有散血消肿、利湿热的功效，尤其适宜于缓解湿热引起的射精困难。

● 橘皮饮：将 10g 橘皮、10g 杏仁和 10g 老丝瓜络一起煮沸 15 分钟。这款饮品有助于理气通络，适用于肝气淤滞导致的射精障碍。

● 桃仁粥：用 10g 桃仁和 50g 薏米煮成粥。桃仁具有活血化瘀的功效，适宜于改善血液循环不畅所引发的射精困难。

● 桃仁墨鱼汤：取 6g 桃仁和 1 条墨鱼，将墨鱼清理后切成小段，煮至熟透后，将墨鱼肉和汤一同食用。此汤具有活血通络的效果，适用于缓解淤血引起的射精困难。

综上所述，男性朋友们务必重视日常生活中的保健，保持饮食均衡，多参与体育锻炼，保持良好的体形和健康状态。适度的运动不仅有助于增强体质，还可以改善血液循环，提高性功能。

精子畸形
是胎儿畸形的
罪魁祸首吗

精子畸形并不能被视为胎儿畸形的罪魁祸首。虽然精子畸形可能会对受精和胚胎发育产生一定影响，但胎儿畸形是一个复杂多因素的结果，并不只取决于精子的形态。在胚胎发育过程中，光是畸形的精子是远远不足以导致胎儿畸形的。

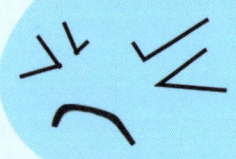

一、什么是精子畸形

精子畸形是指男性精子的头部、体部或尾部出现形态异常。在绝大部分情况下，精子畸形的形态是混合出现的。

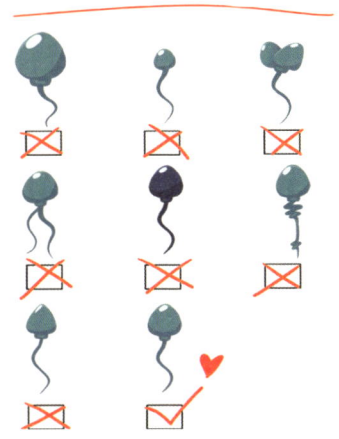

卵子·小·姐的面试

精子的形态通常通过巴氏染色法进行检查。正常形态的精子有严格的标准：头部外形应该平滑，弧度应该规则，大多数应该呈椭圆形，长宽比约为 1.5 ：1。尾巴可以存在一定的弯曲，但不应该出现折角。

二、精子畸形的判定标准

根据世界卫生组织 2009 年发布的《人类精液检查与实验室手册检查标准》第五版，正常形态精子的百分比 ≥ 4%。这意味着大约 96% 的精子被认为是形态异常的。相比之下，根据 1999 年发布的《人类精液检查与实验室手册检查标准》第四版，正常形态精子的百分比 ≥ 15%。这是否意味着男性的生育能力下降了呢？

实际上，并不是男性的生育能力下降了，而是《人类精液检查与实验室手册检查标准》第五版采用了更严格的标准，原本被认为是正常形态的精子现在被认为是有一定程度的畸形。这并不表示男性的生育能力一定受到影响，因为精子形态只是评估男性生育能力的一个方面。其他因素如精子浓度、活力、顶体功能同样重要。

三、精子畸形有什么影响

精子畸形率的升高意味着有更多的精子形态异常，这可能会影响它们在受精过程中的正常功能和能力。例如，头部畸形的精子可能会影响它们与卵子的结合能力，尾部畸形的精子可能会影响它们的运动能力，精子难以到达女性输卵管部位与卵子受精。

四、精子畸形会不会造成胎儿畸形或流产

妊娠后流产主要发生在孕早期，可能与多种因素相关，如胚胎染色体异常、孕期病毒感染、发热、不良药物使用等。其中，最常见的致畸原因是胎儿染色体数目和结构的异常。

需要明确的是，胎儿畸形和精子畸形并没有必然联系，它们并不是同一个问题。精子畸形仅指形态异常，它可能会影响受精能力，但并不一定意味着精子的内在遗传物质异常。然而，精子的内在质量才是影响胚胎质量和流产的主要因素。

因此，单纯精子畸形率的升高并不会直接导致胎儿畸形率或流产率的增加。如果精液中全部或绝大部分是某种特殊形态的精子，例如文献报道中提到的大头、多头或多鞭毛精子，可能存在遗传学方面的问题，会导致不良的妊娠结果。

五、精子畸形率高怎么办

通常情况下，精子畸形率的增高与不良生活习惯（如吸烟、酗酒、熬夜等），泌尿生殖道感染以及精索静脉曲张等因素相关。如果精液检查显示正常形态精子百分比率低于4%，建议改变不良的生活习惯，如戒烟、限酒，改善生活习惯。同时，可以进行进一步的针对性检查，必要时口服药物来提高精子质量。

具体的方法包括以下几点。

（1）改变不良的生活习惯。戒烟、限酒，避免长时间久坐，避免熬夜，避免接触高温环境和有毒的化学物质或气体。

（2）多吃对生成精子有效的食物。例如墨鱼、章鱼、海参、蹄筋等富含精氨酸的食物；同时多摄入富含锌和蛋白质的食物，如牡蛎、海带、紫菜、坚果等。

（3）有针对性地采取药物治疗。例如维生素E、维生素C、葡萄糖酸锌等。如果存在生殖道感染，则需要积极进行相应的治疗。

对于某些特定类型的精子畸形，如圆头精子症、无头精子症、精子多发尾部畸形等与基因突变相关，目前尚无药物可以改善。对于此类情况，建议积极进行助孕治疗。

对于单次精子畸形的检查结果，建议维持良好的生活习惯，并在两周后进行复查。即使连续两次正常形态精子百分比都高于2%，这也不会对试管婴儿助孕的结果产生影响。

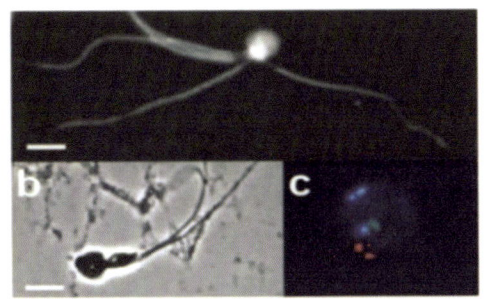

图 a：DAPI 染色照片。接近 100％形态异常的精子，具有低运动性，超大不规则头部，异常中段和顶体，鞭毛可为 2 个到 6 个；图 b：相差显微镜照片；图 c：18 号染色体（蓝色），X（绿色）和 Y（红色）的 FISH 检测结果，显示大头精子症为多倍体精子。

Dieterich K, Rifo R S, Faure A K, et al. Homozygous mutation of AURKC yields large-headed polyploid spermatozoa and causes male infertility[J]. Nature Genetics, 2007, 39(5): 661-665.

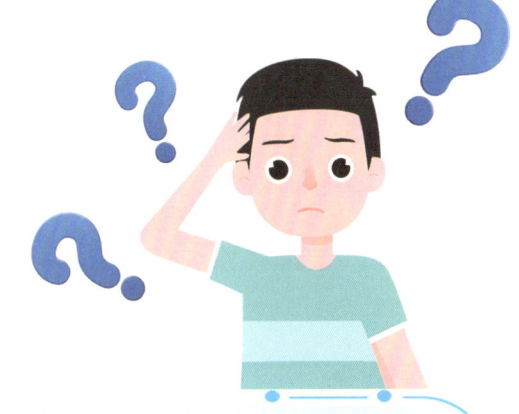

六、精子畸形影响试管婴儿助孕吗

一般而言，精子畸形率高对试管婴儿助孕的影响有限。当精液中的所有精子都呈现畸形时，建议进行遗传学检查，以了解是否存在导致精子畸形的基因突变。通过这样的检查，可以更全面地了解潜在的遗传风险，并据此制订针对性的助孕治疗方案。

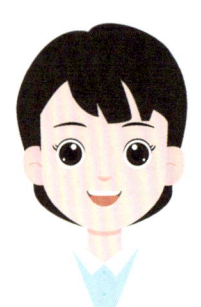

从"无"到"有"：突破无精子症的障碍

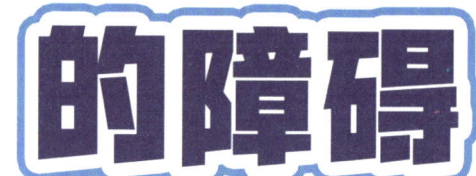

　　对于男性生育而言，精子是创造新生命所必需的，它们与卵子相结合才能形成胚胎。因此，精子的重要性不言而喻。当有些男性在精液检查中发现自己患有无精子症时，心情可能跌入低谷，仿佛被判了"生育死刑"……

　　然而，无精子症并不罕见，男性人群中约占 1%，在不育男性中占 10%~15%。无精子症的病因多种多样，某些无精子症并没有明确的病因，给诊断和治疗带来了较大的困难。

　　造成无精子症的原因是什么？男性患无精子症是否还能够生育自己的宝宝？这些问题都是大家非常关注的。

一、什么是无精子症

无精子症是指至少进行了 2~3 次精液常规离心检查，均未能发现精子的状况。根据睾丸生精功能是否正常，无精子症可分为梗阻性无精子症和非梗阻性无精子症。梗阻性无精子症是指虽然睾丸生精功能正常，但由于精子排出通路被阻塞，导致精子无法正常排出体外，这种情况约占无精子症的 40%。而非梗阻性无精子症则是因为睾丸的生精功能下降或衰退，导致无精子症，这种情况约占无精子症的 60%。

二、什么原因导致无精子症

梗阻性无精子症常见的原因包括附睾炎，输精管结扎，先天性输精管缺如，幼儿时腹股沟疝手术损伤输精管，射精管梗阻等。

非梗阻性无精子症的常见原因包括染色体异常数目或结构，Y 染色体微缺失，隐睾，青春期后腮腺炎合并睾丸炎，原发性低促性腺激素型性腺功能减退等。

三、无精子症需要做什么特殊检查

如果在精液检查中发现无精子症，医生通常会安排进一步的检查。根据个体情况，可能会进行染色体核型分析、Y 染色体微缺失、性激素以及生殖系统超声等检查。在必要的情况下，可能需要进行睾丸穿刺活检，以获取睾丸组织进行病理检查，从而确诊病因。

四、如何早期发现无精子症

如果男孩的父母或男性本人发现存在青春期延迟，第二性征不明显，睾丸体积较小，阴囊内没有睾丸或曾接受过隐睾手术，以及有腮腺炎合并睾丸炎的病史，应尽早就诊于正规医院的生殖男科。早期检查和处理对于这些情况非常重要，因为及早发现精子可以进行冻存，以保存生育能力。

五、无精子症能生育自己的宝宝吗

"无精子症"并不意味着不能生育。

过去，男性无精子症患者只能通过供精才能有生育的可能。然而，随着显微取精技术的不断发展，发现在部分无精子症患者的睾丸内可能存在具有生精功能的小区域，尽管这些区域产生的精子数量较少，难以在精液中被检测到，通过显微取精术可以精确地定位到这些区域，可能会找到精子。这意味着部分无精子症患者在取得精子后，可以通过辅助生殖技术中的单精子胞浆内注射（ICSI）技术，成功生育自己的遗传后代。

①梗阻性无精子症。可以选择附睾穿刺或者睾丸穿刺获得精子，然后试管婴儿助孕。此外，也可以选择显微男科手术方式进行输精管复通，患者有机会自然怀孕。

②非梗阻性无精子症。部分患者的睾丸可能存在生精区域，通过显微取精术取得精子，并结合 ICSI 技术，可以成功生育自身的遗传后代。

这些技术为无精子症患者提供了新的选择，然而，具体的治疗方案应由医生根据个体情况进行评估和制定。

正如诗中所说，当我们感觉到山穷水尽，似乎没有路可走时，柳暗花明又一村，生命中的奇迹总能发生！无精子症的患者通过现代医学的发展，确实能够实现"无中生有"，拥有自己的遗传学后代，这是一项非常神奇的进步。

显微取精术，为无精子症男性点燃新的生育希望

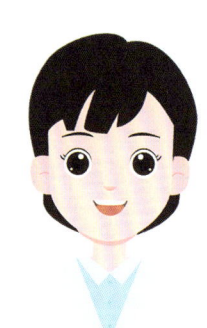

显微取精术为无精子症患者带来了新的希望，让他们有机会成为父亲。

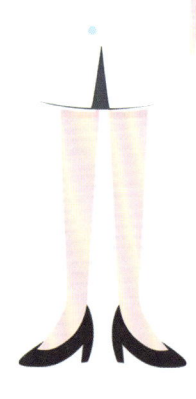

一、什么是显微取精术

显微取精术全称为显微镜下睾丸切开取精术。这个手术要在全身麻醉或者局部麻醉下进行，切开阴囊皮肤，将睾丸暴露出来。在显微镜的帮助下，医生会观察睾丸内部的曲细精管，寻找相对比较粗大饱满的曲细精管。当发现了这样的曲细精管后，医生会将其提取出来，在显微镜下放大 200 倍以寻找精子的存在。

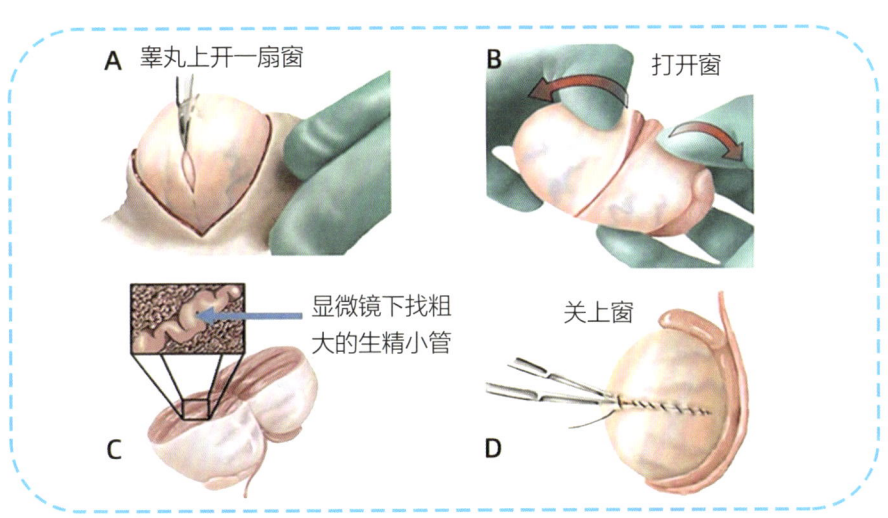

A 睾丸上开一扇窗

B 打开窗

显微镜下找粗大的生精小管

C

D 关上窗

二、显微取精术获得精子的概率高吗

获得精子的概率与导致无精子症的病因密切相关。根据研究，不同的病因导致的无精子症，获得精子的概率也有所不同。

例如，对于克氏综合征（男性染色体核型为 47，XXY）患者，取精率为40%~50%。而在 Y 染色体 C 区缺失的情况下，取精率为 50%~60%。隐睾手术后的取精率在 60%~70%。对于青春期后腮腺炎合并睾丸炎的患者，取精率可高达 80%。对于没有特殊原因导致的无精子症患者，取精率为 20%~30%。这些数据表明，不同病因会对获得精子的概率产生影响。

三、一般在什么时候进行显微取精术

第一种方式是择期手术，男方先进行显微取精手术。如果成功获得精子，可以将精子进行冻存，然后在女方取卵的当天解冻精子，进行 ICSI 操作。需要注意的是，经过冻存和解冻的过程可能会导致一部分精子的损失，甚至存在无可用精子的风险。

第二种方式是同步手术，女方先做试管婴儿助孕的准备，取卵的当天男方进行显微取精手术。如果成功获得精子，可以最大限度地利用这些精子进行后续的试管婴儿助孕治疗。如果未能获得精子，那么只能选择冻卵或使用人类精子库的精子进行下一步治疗。

这两种方式各有利弊，建议夫妻双方根据自己的具体情况商量后选择最适合自己的方式。在决策的过程中，可以向专业医生咨询，以获得更详尽的信息和建议。

四、显微取精术是否安全

显微取精术是在全身麻醉下或局部麻醉下进行，在显微镜下的操作，只提取出极少量的曲细精管，从而避免损伤睾丸内的血管。可以最大限度地获取精子，而不破坏睾丸结构。

手术在阴囊局部开一个 3~4cm 的切口，切口使用可吸收线缝合，因此术后无需拆线，7~10 天即可愈合。全程住院 2~3 天，术后一个月后便可恢复正常的工作和生活。在术后的一个月内，需要避免剧烈运动和重体力劳动。

显微取精术在显微镜下分离睾丸，最大限度地保护了睾丸的血液供应。一般情况下，这种手术不会对体内的雄激素水平产生负面影响，也不会影响性功能。然而，对于一些术前睾酮偏低的男性来说，由于睾丸内分泌功能已经有下降趋势，手术后可能会进一步降低睾酮水平。在这种情况下，建议根据医生的建议口服或肌内注射补充睾酮。

总结来说，显微取精术通过显微镜下的操作，最大限度地保护睾丸的同时获取精子。手术后恢复迅速，不影响男性性功能。

无精子症并不可怕，也不应当感到羞耻。相信自己，坚定信念，理性看待，相信科学，并积极配合规范化的检查和治疗，将有很大的机会成功获得精子，并生育自己的遗传后代，实现自己成为父亲的梦想。

篇章四

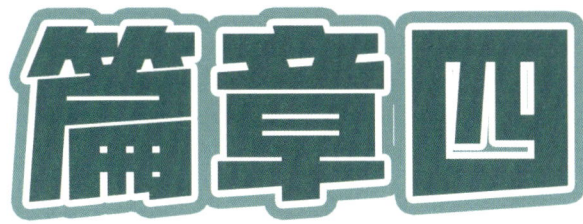

赶走拦路虎，迎接"好孕"

长痘、肥胖、多毛？
多囊卵巢综合征
引起的症状
不止这些

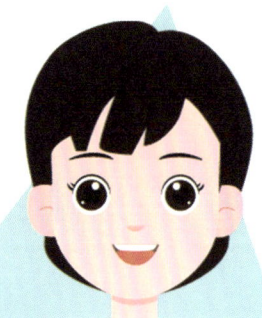

　　"大姨妈"总是不按时光顾？被戏称为"多毛星人"？因为一喝水就胖而苦恼？许多姐妹或许并未认真对待这些症状，直到备孕却碰上不孕，才去医院检查，结果发现自己竟然患有多囊卵巢综合征！

一、医生口中的多囊卵巢综合征是什么病

多囊卵巢综合征（polycystic ovary syndrome，以下简称 PCOS）是一种以月经不规则、高雄激素血症或胰岛素抵抗、卵巢多囊样改变为特征的内分泌紊乱的综合征。可伴有月经稀发（或闭经）、肥胖、血脂异常、不孕、多毛及痤疮等。这种综合征影响了5%~10% 的育龄妇女，并且可能会困扰 50%~70% 的无法排卵的不孕妇女。

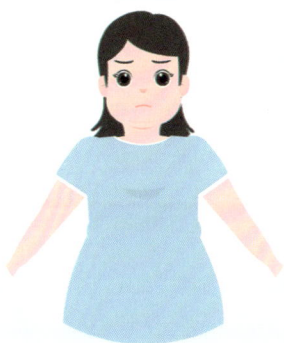

二、为什么会得 PCOS

PCOS 的病因尚不明确，病理机制极为复杂。遗传、营养、环境和心理因素都可能参与其中。

（1）PCOS 常表现出家族聚集性，这暗示可能存在遗传因素。例如，如果母亲被诊断患有 PCOS 或月经不规律，家族中有糖尿病患者，那么患上该病的风险就会增加。

（2）肥胖和高能量饮食可能会加重排卵障碍和高雄激素血症。

（3）一次性塑料杯和室内装修中的环境化合物可能会干扰内分泌系统，导致排卵障碍或胰岛素抵抗。

（4）长期的抑郁、焦虑和紧张等可能会加速该疾病的发展。

三、PCOS 有哪些危害

1.PCOS 有哪些症状和危害

（1）月经混乱：月经周期可能周期提前或推迟一周至数月，甚至无月经，或出现月经不规则。长期如此，可能导致子宫内膜异常增生和增加患子宫内膜癌的风险。

（2）变身"女汉子"：雄激素水平升高，可能出现面部、背部痤疮，一些女性还可能在唇周、乳房、上臂、大腿和身体中线部位长出较多的毛发，部分女性出现黑棘皮症，脖颈手肘等皮肤褶皱区域颜色暗沉。

（3）"喝水都长肉"：尽管摄食不多，腰围仍在不断增加，减肥困难，体重增加会加重月经不调、不孕、多毛、胰岛素抵抗等问题。

（4）怀孕困难：患有PCOS 的女性障碍、代谢异常、高雄激素、自然受孕率较低，且怀孕后自然流产的风险较高。

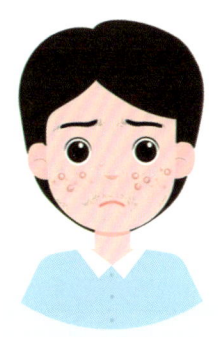

2.PCOS 患者怀孕后会有哪些风险

（1）流产：PCOS 患者自然流产的风险增加，其中胰岛素抵抗和血糖代谢异常、高血脂和高雄激素等可能是影响因素。

（2）妊娠期糖尿病：PCOS 患者尤其存在患妊娠期糖尿病的风险，而妊娠期糖尿病又会增加出生缺陷、流产、先兆子痫、早产、巨大儿及产伤等风险。

（3）妊娠期高血压：肥胖、高血压患者的妊娠期高血压发生率明显增加。严重情况下可能引发弥散性血管内凝血、凝血系统障碍、先兆子痫等并发症，甚至导致胎盘早剥、胎儿子宫内缺氧、胎死子宫内等问题。

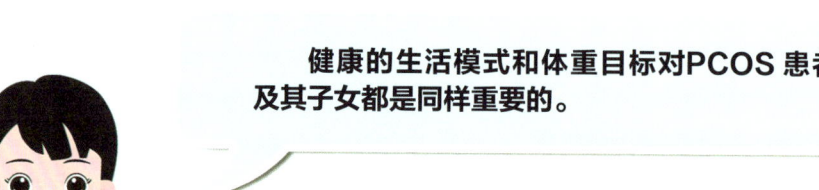

3.PCOS 对后代有影响吗

研究表明女性患有PCOS，子代也会受到影响。

①PCOS 患者的子代长大后患PCOS 的风险增加。

②PCOS 患者的子代成年后出现肥胖、胰岛素抵抗和糖尿病的风险增加。

③体重问题、胰岛素抵抗和高胆固醇血症也可能会出现在PCOS 患者的孩子身上。

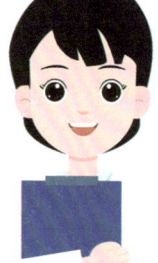

健康的生活模式和体重目标对PCOS 患者及其子女都是同样重要的。

四、PCOS 能治好吗

PCOS 是一种慢性疾病，就像高血压和糖尿病一样。目前尚无根治性的治疗方案，所以只能通过预防和对症治疗来控制病情。需要进行长期的健康管理。

五、PCOS 患者该怎么办？生完孩子后是否可以不用管它

如果正处于生育年龄，那可能会很关心如何解决生育问题。对于一些症状较轻的患者，只需调整生活方式并减肥，就有机会自然怀孕，并且对长期健康影响较小。但对于一些症状较为严重的患者来说，需要结合输卵管通畅情况、男方精子质量来考虑治疗方案。例如，如果输卵管通畅，男方精液检查无异常，治疗可能包括

诱导排卵和指导同房；如果多次诱导排卵未果，可能需要考虑腹腔镜下探查、酌情双侧卵巢打孔术或体外受精-胚胎移植术。具体的治疗方案需要听从专科医生的建议。

当然，即使没有生育要求，也需要及时治疗PCOS以降低其潜在危害。如果不及时干预和治疗，随着年龄的增长，患糖尿病、高血压、冠心病、中风、子宫内膜癌、乳腺癌等风险都会明显增加。

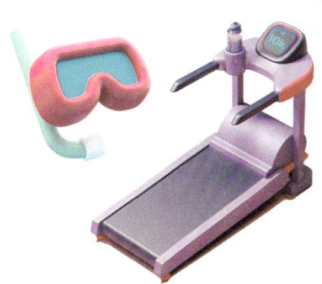

六、PCOS 患者在备孕时会有哪些常见问题

1.PCOS 患者在进行试管婴儿助孕时，其妊娠率会受影响吗

PCOS 患者在进行试管婴儿助孕时，其妊娠率可能会受到影响。这是因为PCOS 患者的子宫内膜可能存在容受性缺陷，尤其是合并肥胖、胰岛素抵抗等情况的患者，卵子和胚胎的质量也可能会受影响。因此，在进行试管婴儿助孕术前，PCOS 患者需要按照医生的要求调整体重、血糖、血脂等各项指标，并且进行必要的预处理治疗，配合医院的诊疗工作，以确保试管婴儿助孕的妊娠率。

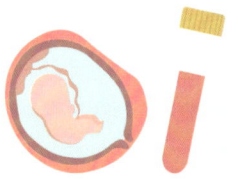

2.PCOS 患者在备孕前可以采取以下准备措施，让你不焦虑

（1）科学减肥：如果BMI 超过24kg/m², 通过科学的减重方法，每天减少约500kcal 热量摄入，并进行有氧运动，使体重以每月2~4kg的安全速度下降。减重5%~10% 可以显著改善肥胖PCOS 患者的孕育情况。

（2）优化饮食：PCOS 患者需要调整饮食，避免摄入过多饱和脂肪酸与氢化脂肪酸食品，如肉类、油脂食品和油炸食物，推荐食用鱼肉、鸡蛋白、豆类和坚果等优质蛋白质。此外，多晒太阳、摄入牛奶和合理补充维生素D 也是推荐的。

（3）养成良好生活习惯，避免长时间久坐，保证良好作息时间。

（4）配合医生进行孕前检查和治疗，调理胰岛素抵抗、血糖血脂代谢异常、月经紊乱等。

（5）保持平和乐观的心态。

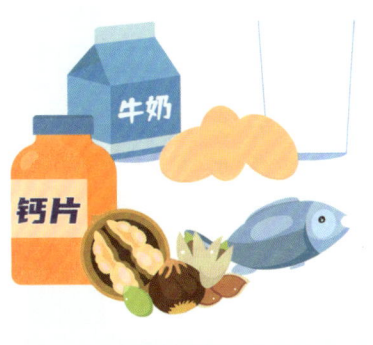

一"炎"难尽：

阴道炎的困扰

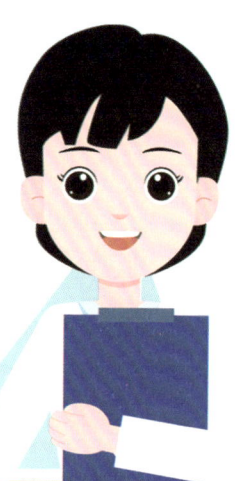

　　一说到阴道炎，许多女性朋友都有过这样的经历：备孕前发现白带异常，治疗后又被要求接受复查。

　　"我可是很注重卫生啊，怎么会得了阴道炎呢？"

　　"不就是个阴道炎吗？会影响怀孕吗？医生太小题大做了！"

　　"为什么才治好的阴道炎又发作了呢？"

　　对于备孕女性来说，小小的阴道炎真的能成为阻碍怀孕的罪魁祸首吗？

一、阴道炎对女性生殖方面的影响

1. 阴道炎会影响怀孕吗

阴道炎严重起来可是个"顽固分子"，它会让大量的白细胞和巨噬细胞充当"坏人"，吞噬精子并耗尽精液中的能量物质，这样一来，精子就没力气了，存活的时间也缩短了，最终导致受孕能力下降。更糟糕的是，性生活还容易引起交叉感染，男性可能因此引发尿道炎、前列腺炎、附睾炎，直接影响精子的质量，导致受孕率降低，甚至不孕。

2. 怀孕期间患阴道炎会有哪些危害

（1）霉菌性阴道炎：除了增加产后感染的风险，还可能给胎儿设置"障碍"，新生儿可能受到产道感染，或在出生后接触时发生皮肤、肠道和生殖道感染。

（2）滴虫性阴道炎：怀孕中后期可能 "风险"加倍，导致早产、羊水破裂和产后感染。新生儿可能会招来新生儿外阴炎等烦恼。女婴感染后，滴虫可能潜伏寄生，直到青春期受雌激素影响才出现症状。

（3）细菌性阴道病：孕期感染可能导致流产、羊水早破、早产、羊水感染、产后子宫内膜炎、剖宫产切口感染等。

二、备孕期间如何知道自己患上了阴道炎

白带由阴道黏膜渗出物、宫颈腺体和子宫内膜分泌物组成，含有阴道上皮脱落细胞和白细胞。在正常情况下，白带呈透明状、白色稀糊状或类似蛋清，同时没有腥臭等异味，对女性阴道有润滑作用。可以通过白带的颜色和气味来评估是否存在异常。

（1）无色透明、黏稠的白带。类似鸡蛋清，或略微混浊。除了白带增多外，很少有其他症状。这种情况常见于排卵期和使用雌激素后，或者是在试管婴儿助孕过程中。当卵泡成熟并且雌激素水平升高时，白带自然会增多。

（2）灰白或灰黄色、泡沫状的白带。出现这种白带，并带有酸臭味，可能是滴虫性阴道炎的特征，常伴有外阴瘙痒。

（3）豆腐渣样的白带。是霉菌性阴道炎的症状。外阴和阴道壁可能会被一层白膜所覆盖，擦掉后可见红肿黏膜，容易感染霉菌，常伴外阴瘙痒和灼热感。

（4）散发鱼腥臭味的白带。呈稀薄状，从少量到大量不等，并带有难闻的味道，常见于细菌性阴道病。

（5）（黄色）脓样的白带。呈黄色或黄绿色，黏稠，通常带有臭味，常见于急性阴道炎、宫颈炎、盆腔炎等疾病。此外，梅毒螺旋体感染或阴道内异物残留也可能引起这种症状。

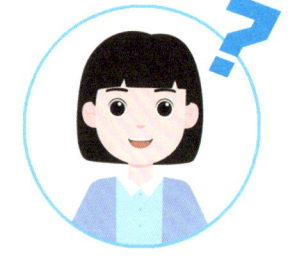

三、什么情况下容易患上阴道炎，如何预防

1. 千万不要让阴道病原体变强

正常的阴道其实是由各种菌群组成的平衡环境，一旦失衡，病原体就会乘虚而入，引发炎症！

（1）过度洗涤阴道。许多人认为最近白带增多就可能得了阴道炎，自行购买冲洗液、栓剂或消炎药可谓百害而无一利！放弃"洗洗更健康"的观念吧！

（2）长期使用抗菌药。广谱抗菌药杀死阴道"忠良菌"，滥用抗生素会使细菌产生耐药性，产生超级细菌。所以，如非必要，切勿滥用药物。

（3）患有糖尿病，血糖控制不佳。这种情况下阴道环境有利于霉菌生长，容易患上霉菌性阴道炎。严格控制血糖是关键！

（4）长时间阴道流血。血液是病原体的培养基，不注意卫生容易引发炎症，要及时就医治疗。

（5）错误穿着与使用。紧身牛仔裤、化纤内裤、频繁使用卫生护垫等会使阴道变得潮湿，易滋生滴虫、霉菌。建议选择透气性良好的棉质内裤，勤换内裤。女性患有阴道炎时，需煮沸内裤和毛巾或在阳光下暴晒，以杀菌除臭。

2. 千万不要增加与病原体接触的机会

（1）保持正常的性生活。不洁的性行为会引发阴道炎，每周性生活3次以上的女性患阴道炎的概率显著增加。性生活应洁净，避免不洁性交。

（2）避免间接接触传染。避免接触被霉菌患者感染的公共坐便器、浴盆、毛巾等，以及使用不洁卫生纸。

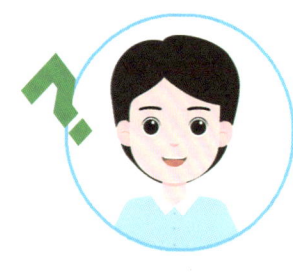

3. 养成良好的卫生习惯

（1）私处清洁。每天睡前淋浴，用温水清洗外阴，不要滥用清洁剂，最好只用清水冲洗，避免使用各种洗液和热水，保持私处清爽干净。

（2）清洁顺序。掌握正确的清洁顺序，先清洗外阴，再清洗肛门，同时保持清洁的毛巾等用具，避免细菌滋生。

（3）保持干燥。保持外阴、肛门部位干燥卫生，远离细菌滋生的机会。

（4）养成洗手的习惯。便前、便后要洗手，因为手部的病原体较多，便前未洗手会增加阴道感染的概率！

好孕的隐形刽子手：子宫内膜炎

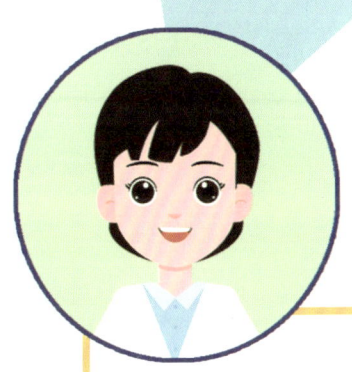

许多人在医疗检查或手术后发现患有慢性子宫内膜炎，这让她们感到困惑，因为日常她们很注重私处卫生，也没有任何的不舒服。原来，慢性子宫内膜炎是一种"低调"的疾病，悄无声息地破坏着孕育的"土壤"。

不过，慢性子宫内膜炎并不是多么严重的疾病！

一、什么是慢性子宫内膜炎

慢性子宫内膜炎是慢性盆腔炎性疾病的一种，是一种良性病变。由于多数情况下没有症状或症状不典型，常被人们忽视。然而，最新研究表明，慢性子宫内膜炎与不孕、复发性流产以及试管婴儿反复种植失败密切相关。据相关文献报道，15%~29% 的试管婴儿助孕患者患有慢性子宫内膜炎，而在反复植入失败的患者中，慢性子宫内膜炎的发病率高达 30%~66%。不明原因不孕以及不明原因的反复流产患者中，慢性子宫内膜炎的发病率也较高。所以说，慢性子宫内膜炎是目前影响女性生育的重要因素之一。

二、备孕期间如何治疗慢性子宫内膜炎？用药期间需要注意哪些方面

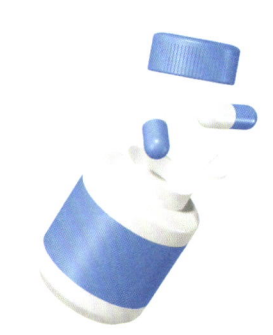

耐心遵医嘱，不要自作主张。加强免疫力，多吃一点小米粥、山药粥等养胃食物，缓解肠胃不适。

在服用抗生素的日子里，别饮酒或是乙醇类饮料，也别服用包含乙醇的药物（如藿香正气水、十滴水、复方甘草口服液等）。另外，服用喹诺酮类抗生素（如莫西沙星）时，一定要防晒，避免阳光暴晒房间和人工紫外线照射，小心光敏反应。

服用莫西沙星可能会出现罕见不良反应，比如呼吸困难、刺痛、麻刺感等，出现这些情况要马上前往医院就诊。

别忘了，在服用抗生素期间，需要注意避孕！此外，要每月定期检查肝肾功能，如发现任何过敏反应，一定要立刻停药并联系医生。严重过敏者要立即就医。

三、子宫内膜炎有什么需要忌口和注意的

在日常生活中，除了听从医生的建议积极治疗，还有哪些注意事项呢？

1. 饮食方面

（1）在治疗期间要注意清淡饮食，别吃辛辣或刺激的食物，别饮酒。为了增强营养，多吃些富含蛋白质和维生素的食物，比如鸡肉、瘦肉、牛奶、豆类、香菇和青菜等。

（2）使用抗生素前 2 日和用药 1 周内要禁止饮酒及服用含乙醇的饮料和药品（如藿香正气水、十滴水等）。

2. 生活方面

（1）保持愉快乐观的心态，适量运动可以增强体质，提高免疫力。

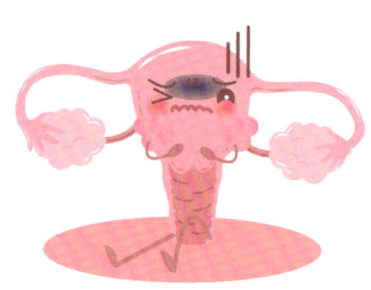

（2）同房前双方清洗外生殖器，同房时务必使用避孕套，避免不洁性交，以免病原体通过阴道进入子宫引发炎症。如果男方有泌尿生殖系统感染、龟头炎或糖尿病等情况，一定要积极治疗，避免交叉感染。

（3）个人卫生要注意，要保持外阴干净，穿宽松透气的棉质内裤，并经常更换。内裤和毛巾要定期晒日光、煮沸消毒或更换（大约3个月更换一次）。

（4）私处的护理也很重要，每天用清水清洗外阴，使用清洗液要小心谨慎。另外，尽量避免使用不洁卫生纸巾，要及时更换卫生巾。

（5）尽量避免使用公共坐便器、浴室或浴巾。

（6）治疗期间要避免盆浴和游泳。

（7）服用喹诺酮类抗生素（如莫西沙星）期间避免阳光暴晒和人工紫外线，如新发皮疹红斑需停药并皮肤科就诊。

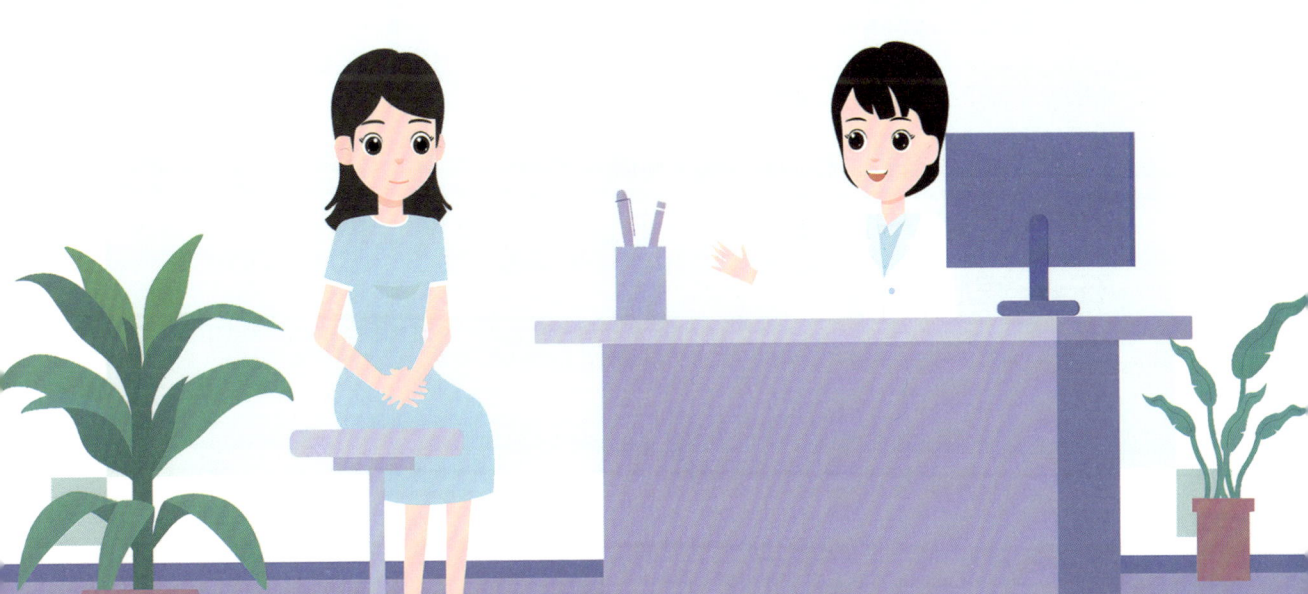

助孕路上的绊脚石：宫腔粘连

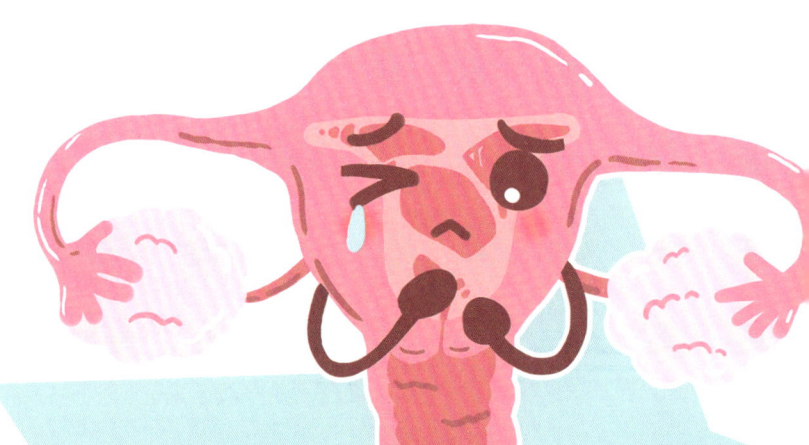

在不孕不育的病因中，宫腔粘连悄悄成为越来越让人痛心的角色。它不仅困扰着患者，也让医生们头痛不已。

让我们一起来探究一下这个助孕路上的绊脚石——宫腔粘连。

一、什么是宫腔粘连？有哪些危害

宫腔粘连就像是子宫内膜的"交通堵塞"，阻碍种子的生长。这种情况会给女性的生育带来麻烦，可能会导致不孕、流产、异位妊娠等问题，甚至不孕不育率高达 43%。产科并发症有早产、前置胎盘、胎盘植入、胎盘滞留等。

二、哪些常见原因会导致宫腔粘连

（1）宫腔操作，如人工流产手术、刮宫术。
（2）感染，如女性生殖器结核、子宫内膜炎。
（3）介入治疗，如子宫血管结扎术或子宫动脉栓塞术、海扶刀（聚焦超声消融治疗）、射频消融治疗子宫肌瘤等。

三、如何判断自己是否患有宫腔粘连

如果你曾有宫腔手术史、月经出现异常、经量减少，或者遇到不孕、流产，甚至宫外孕等问题，经子宫输卵管碘油造影或阴道彩超结果显示可能存在宫腔粘连，那就应该考虑进行宫腔镜检查。宫腔镜检查不仅可以明确是否存在宫腔粘连，对于轻度宫腔粘连还可以同时予以分离。

四、患有宫腔粘连怎么办

对于宫腔粘连患者来说，如果没有临床症状且没有生育计划，通常无须手术。但是对于那些想要宝宝却遇到了挑战的患者，例如不孕、反复流产或月经量过少，宫腔粘连分离手术就像是为梦想加上"生育"加速器，是极其有必要的。

五、宫腔粘连在助孕前应如何治疗

进行宫腔粘连分离手术就像是为子宫做一次美容，让它重获正常形态和容积，帮助子宫内膜重新茁壮成长，预防再次粘连，最终重获生育能力。

六、宫腔粘连手术

通过宫腔镜分离切除瘢痕组织，并恢复宫腔解剖形态，同时有效保护残留的子宫内膜手术，是治疗宫腔粘连的手术中非常重要的一步。残留子宫内膜的面积，取决于宫腔粘连的性质、范围和程度，直接影响手术的效果。

> 目前，治疗宫腔粘连主要采用冷刀分离和等离子电刀分离两种手术方式。轻度的宫腔粘连患者可以在门诊进行治疗；而中重度宫腔粘连患者通常需要住院治疗，因为可能会需要进行预处理和软化宫颈。针对不同患者的病史、宫腔容积以及宫腔粘连的严重程度等情况，选择较适合患者的治疗方式。

七、术后如何预防复发宫腔粘连

宫腔支撑球囊： 可选择宫内三角球囊或小儿导尿球囊。宫内三角球囊呈倒三角形，适应宫腔形态，可有效防止创面相互黏附，特别适合宫腔容积较大的患者。对于宫腔容积较小的患者，采用小儿导尿管球囊注水，留置时间为5~7天，术后进行二次或三次探查，清除宫腔渗出物，减少炎症细胞聚集，减少成纤维细胞增生，从而减少纤维性粘连的形成，有利于术后宫腔的恢复。

生物屏障： 使用宫腔用交联透明质酸钠凝胶或医用几丁糖妇科凝胶能有效隔离创伤组织和正常组织，在创面表面形成隔离膜，防止粘连的形成。

应用雌激素： 雌孕激素人工周期疗法可促进子宫内膜再生，有助于创面修复。

其他促进子宫内膜修复的方式：包括中医理疗、干细胞治疗、使用扩血管药物如阿司匹林等方法。

> 总的来说，宫腔粘连对女性的生殖健康和生育功能带来严重影响，因此预防至关重要。我们应及时发现问题，进行精准手术，保护残留的子宫内膜，避免它再次粘连，这是关键所在。

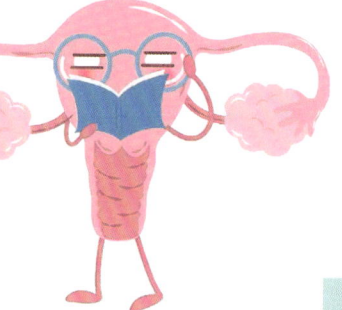

子宫肌瘤，留还是不留

　　根据世界卫生组织的调查，中国育龄女性中有 41% 患有不同程度的妇科疾病，已婚女性的患病率更是高达 70%。

　　这些数据实在令人揪心，很多女性的健康问题却依然未能获得足够的关注。例如，子宫肌瘤看似"不痛不痒"，也经常被人们忽视。

　　一般来说，大家认为子宫肌瘤是一种没有危险性的良性疾病。但事实真的如此吗？

　　虽然作为良性肿瘤，子宫肌瘤通常不会发生转移或恶化，但如果肌瘤过大或数量过多，且生长位置不佳，它也会对身体造成一定程度的危害。对于需要试管婴儿助孕的女性来说，子宫肌瘤如果处理不当，可能会对妊娠结局产生不良的影响。

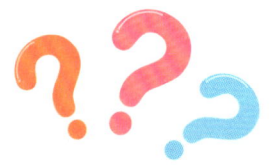

一、子宫肌瘤是怎样来的

子宫肌瘤是由子宫平滑肌组织增生而形成的良性肿瘤。目前，子宫肌瘤的确切病因尚未明了，但与年龄、生育情况、体重以及其他因素密切相关。年龄超过40岁、初潮年龄早、肥胖、未生育或晚育等高危因素都与子宫肌瘤的发病风险增加紧密相关。所以，我们要格外注意这些因素，对付这个"顽固"的子宫问题。

二、子宫肌瘤有哪些症状

症状与子宫肌瘤的位置、生长速度和变性密切相关。月经变化常见于不同类型的子宫肌瘤，表现为月经量增多、经期延长、淋漓出血和月经周期缩短。可能会导致贫血，也可能会引起阴道分泌物增多或排液。

此外，子宫肌瘤较大时可能会在腹部触及包块，尤其是在早晨膀胱充盈时更为明显。这样的"大家伙"也可能压迫膀胱、直肠或输尿管，导致相应的压迫症状。

黏膜下子宫肌瘤可能会引起痛经，而浆膜下子宫肌瘤蒂扭转则可能会导致急腹痛。

三、子宫肌瘤会影响怀孕和试管婴儿助孕成功率吗

当子宫肌瘤不按套路出牌，往子宫深处蔓延时，可能会压迫宫腔形态、阻塞输卵管开口，挤压输卵管，使得受精卵找不到落脚之地，导致不孕、流产或早产等并发症。

在试管婴儿助孕过程中，子宫肌瘤可能会影响胚胎的植入，增加难产、早产、流产、胎儿生长受限等风险。在这种情况下，医生可能会根据子宫肌瘤的类型和位置评估是否需要治疗或手术。因此，如果患有子宫肌瘤，建议在试管婴儿助孕前咨询医生进行评估和治疗。

四、子宫肌瘤在怀孕期间有什么变化和影响

（1）增大：子宫肌瘤可能会在怀孕期间增大，因为怀孕期间子宫会膨胀，这可能导致子宫肌瘤的增大。

（2）症状加重：一些女性在怀孕期间可能会经历更严重的症状，如盆腔疼痛或不适。

（3）流产风险增加：特别是对于较大的肌瘤，可能会增加早期流产的风险。

（4）早产风险增加：肌瘤可能会导致子宫的功能受到影响，增加早产的可能性。

（5）分娩并发症：肌瘤可能会影响胎位，增加产程并发症的风险。

对于怀孕期间患有子宫肌瘤的女性，建议密切关注子宫肌瘤的变化并及时就医，以确保母婴健康。最好在孕前就对子宫肌瘤进行评估，并在怀孕期间接受产科医生的指导和监护。

五、子宫肌瘤患者生活中应该注意哪些

（1）饮食：保持均衡饮食，避免摄入过多的红肉与饱和脂肪，尽量选择蔬菜、水果和全谷类食物。避免过度摄入咖啡因和酒精，因为它们可能会加重症状。

（2）运动：适量、适宜的运动对身体健康十分重要，但是应避免长时间或剧烈运动，特别是在月经期间。

（3）应对压力：学会应对压力和焦虑，因为情绪波动可能会影响患者的症状。

（4）定期检查：定期接受医生的检查和咨询，以监测病情的变化并确定最佳的治疗方案。

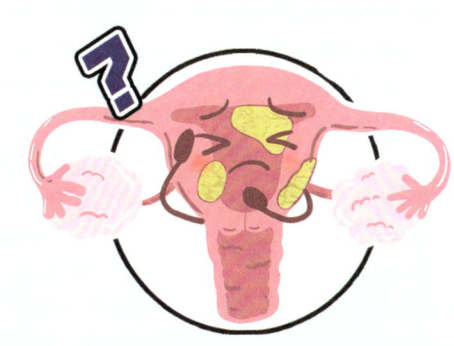

（5）计划怀孕：如果有怀孕计划，应在医生指导下进行，并了解子宫肌瘤对孕妇的影响以及可能的风险。

（6）药物使用：避免不合理使用药物，尤其是避免长期或大剂量使用雌激素等药物。

最重要的是，与医生保持密切联系，按照医嘱进行治疗和管理。

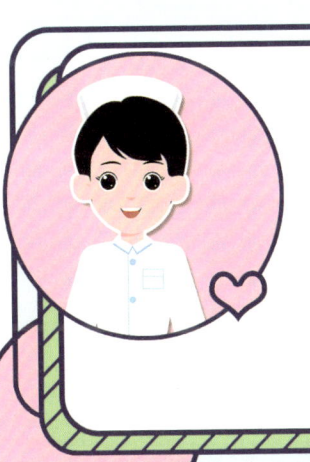

对于子宫肌瘤这种常见且高发、恶变率极低（一般认为小于0.5%）的疾病，大家也不能掉以轻心！记得要调整好心态，保持关注，听从医生的建议，定期复诊。这样才能早日迎来"好孕"，和宝宝一起共享美好时光！

瘢痕子宫再妊娠有风险？及时预防不可怕

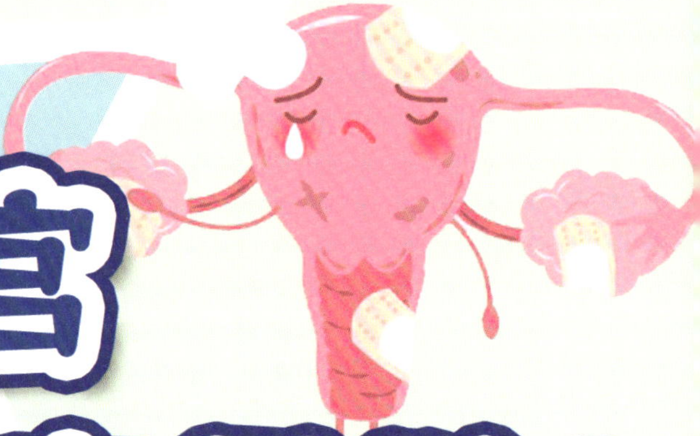

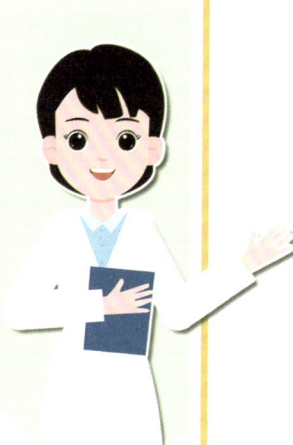

随着"三孩"政策的全面放开，不少备孕女性会担心自己是否适合试管婴儿助孕，特别是那些曾经患有瘢痕子宫、接受过子宫肌瘤剥除手术或者有剖宫产史的女性朋友。

一、什么是瘢痕子宫

瘢痕子宫通常指曾经进行过剖宫产手术的子宫。此外，经历过子宫肌瘤剔除手术、子宫穿孔或破裂修复手术以及子宫成形手术的子宫也可被称为瘢痕子宫。

二、瘢痕子宫对试管婴儿助孕的影响

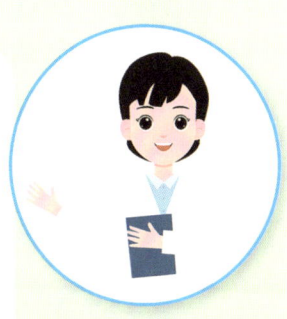

根据目前研究显示，曾经进行剖宫产手术的患者可能会形成切口愈合缺陷，导致剖宫产切口憩室，增加局部炎症和宫腔积液的风险，从而影响胚胎着床。有剖宫产史的试管婴儿助孕患者的移植成功率和活产率可能会下降大约10%。

三、在试管婴儿助孕过程中，如何预防或减轻瘢痕子宫对妊娠的影响

虽然瘢痕子宫可能会对妊娠产生影响，但不用过分担心。可以采取以下措施来预防和减少意外发生。

1. 选择合适的试管婴儿助孕及妊娠时机

瘢痕子宫对再次怀孕、分娩、产后过程可能会有影响。通常建议，距离前次剖宫产手术后再妊娠的最佳时间应为 2 年。如果怀孕计划紧迫，且前次手术并无感染等并发症，一般要等待至少 9 个月。针对特定手术类型，例如古典式剖宫产、中孕剖宫取胎术、宫角或间质部异位妊娠术，一般要等待 1 年后才考虑再次怀孕。对于子宫肌瘤剥除术后的情况，由于肌瘤位置和大小的不同，避孕时间需要 3~12 个月。如果未达到避孕期限，女方卵巢功能减退，可以考虑进行试管取卵冻存胚胎，待达到避孕期限后再行胚胎移植。

2. 瘢痕子宫在试管婴儿助孕时应选择单囊胚移植

当妊娠发生后，子宫会膨大，到妊娠后期时，它的容量是非孕期的500~1000 倍，重量增加近 20 倍。由于瘢痕组织导致子宫肌层薄弱，因此在

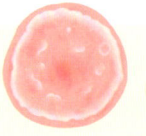
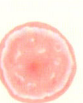

妊娠中晚期，尤其是出现子宫收缩和宫腔内压力增加时，容易发生子宫破裂。如果前次手术后出现感染、伤口愈合不良，或者怀孕间隔时间太短，子宫破裂的风险会更高。因此，患有瘢痕子宫的女性应选择单囊胚移植，尽量确保单胎妊娠，以降低子宫破裂的风险。如果发生多胎妊娠，需要权衡利弊，并在必要时考虑减胎。

3. 怀孕早期做 B 超等相关检查，以排除瘢痕部位妊娠

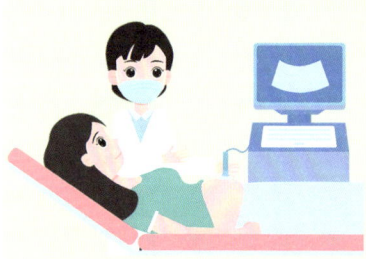

剖宫产瘢痕部位妊娠是指胚胎着床在以前做剖宫产手术的子宫切口部位。这种妊娠如果不早点终止，可能在妊娠中晚期发展为凶险的前置胎盘、植入性胎盘，甚至穿透性胎盘，导致产程中、产后大出血，甚至要切除子宫，危及生命。因此，建议在怀孕早期进行彩超检查，了解胚胎着床位置。如果发现是剖宫产瘢痕部位妊娠，建议立即就诊妇产科，根据情况考虑终止妊娠。

4. 在胚胎移植前进行剖宫产切口憩室修复手术

对于患有瘢痕子宫的患者，在胚胎移植前进行宫腔镜检查，如果出现反复的宫腔积液，以及多次移植失败的情况，可以考虑进行剖宫产切口憩室修复手术。专业且成熟的医院进行手术修复后的妊娠率可达到 50% 左右。

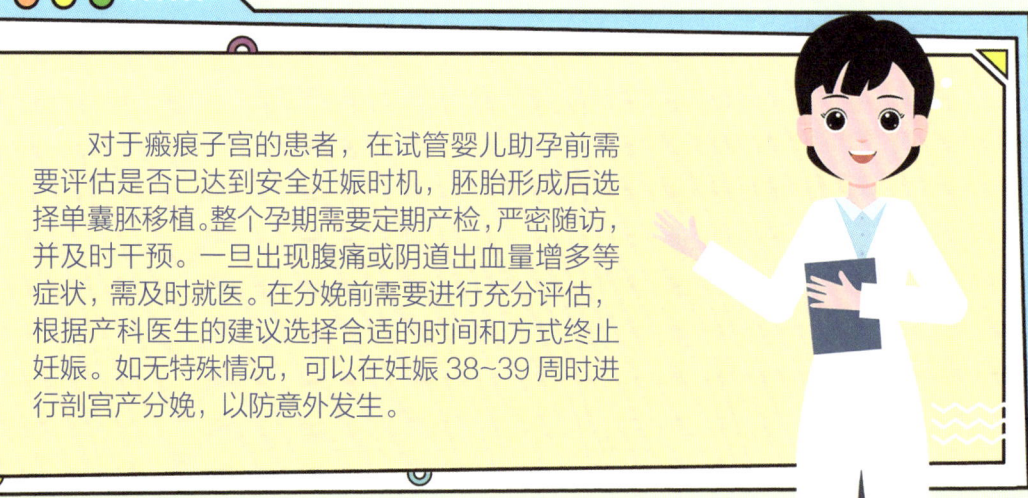

对于瘢痕子宫的患者，在试管婴儿助孕前需要评估是否已达到安全妊娠时机，胚胎形成后选择单囊胚移植。整个孕期需要定期产检，严密随访，并及时干预。一旦出现腹痛或阴道出血量增多等症状，需及时就医。在分娩前需要进行充分评估，根据产科医生的建议选择合适的时间和方式终止妊娠。如无特殊情况，可以在妊娠 38~39 周时进行剖宫产分娩，以防意外发生。

篇章五

试管婴儿助孕必备知识解析（一）

降调节？"进周"？一次性将试管婴儿助孕术语讲清楚

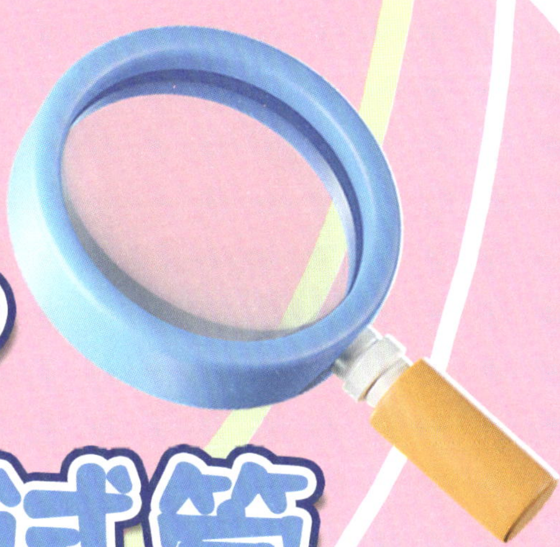

在试管婴儿助孕治疗过程中，常常会听到医务人员使用各种专业术语，例如"IVF"、降调节（以下简称"降调"）、"进周""打夜针"等，这些术语确实让人感到陌生又充满疑惑。

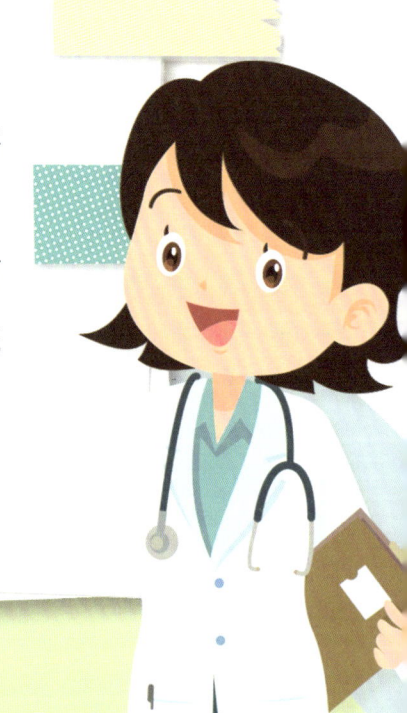

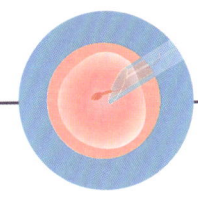

一 什么是"IVF"

"试管婴儿"是专业术语"体外受精－胚胎移植"的通俗称呼，英文缩写为"IVF-ET"，一般简称为"IVF"。指的是采用人工方法将夫妻双方的卵子和精子从体内取出，然后将它们放置在培养基中，使精子和卵子结合。一旦胚胎发育成熟，医生会将其移植回母体子宫内，以促使成功受孕。

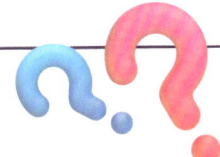

什么是"降调" 二

"降调"在这里读作"jiàng tiáo jié"。

在试管婴儿助孕治疗中，医生会根据每位备孕女性的身体状况来制定相应的方案，并不是每位备孕女性都需要"降调"治疗。我们知道，在一个自然月经周期内，通常只会有一个卵泡发育成熟并释放卵子，而这个卵泡的发育会抑制其他卵泡的成长。但是对于"试管婴儿"来说，单个卵子通常是不够的。为了能够同时获得多个适量的卵子，需要抑制那个优势卵泡的发育，这样其他的卵泡也有机会发育壮大。这就是为什么会通过"降调"来处理。同时，也可以控制内源性黄体生成素的峰值出现，以避免自发性地提前排卵。

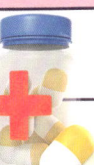

三 什么是"进周"

生殖科医生开始进行 B 超监测，开始使用促排卵药物，这就意味着正式进入了试管婴儿助孕的周期治疗中，我们俗称为"进周"。

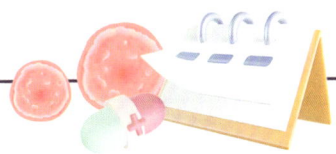

什么是"促排" 四

控制性促排卵治疗，通常需要使用促排卵药物，持续时间平均为8~15 天。这种治疗方法旨在通过药物的帮助，让同一个周期内的多个卵泡同时生长和成熟，以期获得一定数量的卵子，通常希望能够回收到8~15 个卵子。医生会根据每个备孕女性的个体情况选择不同的方案和药物。在促排卵的过程中，医生还会根据备孕女性的内分泌检测值和 B 超监测情况，及时调整药物剂量或类型，以期获得最佳的促排效果。当卵泡直径达到 18mm 左右时，内分泌激素检测和 B 超监测的频率也会增加。所以在这个过程中，备孕女性需要耐心等待，同时配合医生的治疗，一起为要获得理想的促排效果而努力！

五 什么是"卵泡监测"

是在促排卵过程中通过阴道 B 超来监测卵巢对促性腺激素的反应。通过卵泡监测，我们可以了解到卵泡的数量和大小、子宫内膜的厚度和子宫的形态等信息。同时，卵泡监测还能及时发现卵巢囊肿和输卵管积水等异常情况，并有针对性地进行处理。通过卵泡监测，医生可以及时了解卵巢对促排卵药物的反应情况，对于指导后续治疗和个体化方案的调整非常重要。

什么是"内分泌激素检测" 六

内分泌激素检测是试管婴儿助孕过程中的重要步骤之一，它主要通过抽血样本来测试血液中的性激素水平。这些性激素包括卵泡生成激素（FSH）、雌二醇（E2）、黄体生成激素（LH）和孕酮（P）等。抽血样本进行内分泌激素检测可以提供准确的性激素数据，这些数据对于评估卵巢功能、观察卵巢反应以及调整治疗方案非常重要。通过检测这些性激素的水平变化，医生可以判断卵泡的生长和发育情况，确保药物治疗的效果。此外，内分泌激素检测还可以用来预测妊娠结局。性激素的水平变化可以提供关于受孕成功的信息，帮助医生评估患者的妊娠可能性。

七 什么是"打夜针"（"扳机"）

在试管婴儿助孕治疗过程中，当卵泡长到一定阶段时，需要注射绒毛膜促性腺激素和 / 或促性腺激素释放激素类似剂，以促进卵母细胞的最终成熟。这是试管婴儿助孕促排卵过程中的最后一步，也是较为关键的一步，行业内也称之为"扳机"。因此，医生需要根据多个因素，包括性激素水平和 B 超检测情况等，来确定注射绒毛膜促性腺激素的时间。

因为通常注射后的 35~36 小时后会进行卵子取出手术，而取卵手术通常在白天进行。因此，为了让注射时间和取卵手术的时间相符合，这种注射通常在晚上进行，人们习惯称这个注射过程为"打夜针"。

准确定时注射非常重要，只有确保时间的准确性，才能顺利进行下一步的取卵手术。

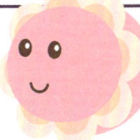

什么是"养囊" 八

在胚胎发育的不同阶段，胚胎被分为两种不同类型，分别是"卵裂期胚胎"和"囊胚"。

卵细胞和精子受精后，受精卵开始分裂并逐渐发育成胚胎。卵裂期胚胎通常在取卵后第 3 天形成，一般包含 4~8 个细胞。这个阶段的胚胎称为卵裂期胚胎。随后，胚胎继续培养，到取卵后第 5 天或第 6 天时，胚胎内部开始形成一个含有液体的囊胚腔。此时，胚胎已经发育到了 200~300 个细胞的阶段。这个时期的胚胎称为囊胚。"养囊"这个术语意味着将第 3 天的胚胎继续培养，使其发育成为囊胚的过程。

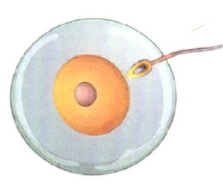
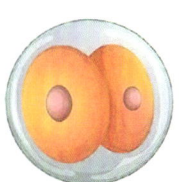
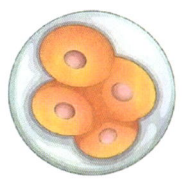

受精卵　　　　　第 1 天：2 细胞期　　　第 2 天：4 细胞期

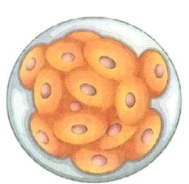
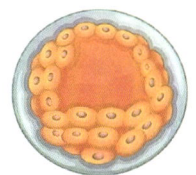

第 3 天：8 细胞期　　第 4 天：桑椹胚　　　第 5 天：囊胚期

试管婴儿助孕为什么要"降调"

相信很多人都会有以下这些疑问："医生，我的卵泡数量这么少，还需要进行"降调"吗？""医生，我在进行"降调"后，为什么会出现烦躁、潮热、失眠等症状？""医生，为什么进行"降调"后我的月经会不规律？"

虽然在进行"降调"后，可能会出现烦躁、潮热、失眠等症状，但这并不是由于卵泡数量少所导致的，而是与"降调"本身相关。

一、什么是"降调"

　　"降调"其实就是给卵泡开个"外挂"，让它们不再受垂体分泌的内源性激素的控制。这样一来，卵泡的募集和发育就完全取决于外源性激素了！通过这种干预方式，我们可以促进更多卵泡的发育，并且使它们同步发育。目的就是希望能够拥有足够数量的同步发育的成熟卵泡。

二、为什么需要"降调"

　　"降调"可以说是给女性体内的性激素来个"重新组装"，目的是让卵巢暂时性地"休眠"，让卵泡停止生长。这样一来，当使用促排卵药物时，所有卵泡就可以在同一起跑线上同步发育，增加成熟卵泡的数量。而且，由于体内的促黄体生成素浓度较低，也会尽量避免卵泡自发排卵的情况发生。这样一来，我们就能够主动安排人绒毛膜促性腺激素的给予时间以及取卵时间。

　　而"调节"则是通过调控激素和生物活性因子的分泌来改善子宫内膜的微环境，减轻炎症水平增加子宫内膜对胚胎的容受性，并提高胚胎着床的成功率。这有点像给子宫内膜做一个升级，让胚胎更容易在子宫里面安家落户。

三、注射"降调"药物后常见问题

　　（1）注射完"降调"药物后，用无菌棉签轻轻按压针眼3~5分钟，不要揉搓、按摩或者抓挠注射部位。如果注射部位出现轻微疼痛、硬结、发红或者瘙痒等症状，一般是药物反应，先观察一下，如果症状没有加重，就不用额外处理，但要注意保持注射部位的清洁和干燥。

　　（2）由于个体差异，注射后药物的吸收程度可能会有些不同。有些人可能在注射后一个月内会感觉有些硬结或者轻微的手臂酸胀感，一般不需要特殊处理，随着时间的推移，这些症状会逐渐消失。

　　（3）长效"降调"药物是缓释剂，一次注射的药效可持续释放大约28天。所以，在注射部位上不建议使用热敷，比如热水袋、暖宝宝或者艾灸之类的。不然的话，注射部位的温度会升高，可能会影响药物的疗效。

四、"降调"的误区

误区一："降调"药物的副作用太大，会出现头晕、心慌、潮热、失眠等现象

　　"降调"药物可能导致一些围绝经期的表现，例如头晕、心慌等，这是正常现象。由于雌激素水平下降，血中钙水平也会有所下降，所以可能会出现阵发性出汗等症状。此外，由于促性腺激素分泌增多以及自主神经系统功能紊乱，可能会出现月经紊乱、潮热、失眠、情绪低落、阴道干涩、性欲降低等类似围绝经期的表现。如果出现这些症状，不要紧张，试着放松心情，适当转移注意力。这些症状会随着促排卵药物的使用、卵泡生长和激素水平恢复而逐渐改善和消失。如果症状严重，可前往医院就诊进行调理。

误区二："降调"导致内分泌紊乱，月经都不来了

一般情况下，注射一次长效"降调"药物后，月经会正常来潮。偶尔会有推迟或提前的情况出现，但这在正常范围内。由于激素水平较低，可能会出现月经淋漓不尽或在用药期间月经回潮的现象。如果出现这种情况，要先检测尿液中人绒毛膜促性腺激素，排除早孕。确定未孕后，可以先观察，一般在促排卵开始的一周后，月经会干净。在此期间，要注意个人卫生，并暂时避免性行为。如果在前一周期周期的黄体期从注射"降调"药物后，到第 17 天仍未来月经，要及时与医生联系。

误区三："降调"后不会自然怀孕

注射"降调"药物后，如果在当月有同房史，仍有约 0.8% 的不孕症患者会自然怀孕。建议从注射"降调"药物的第 7 天开始，每隔一天用试纸检测尿液中人绒毛膜促性腺激素，连续检测 3 次。如果发现阳性结果，可前往医院就诊接受保胎治疗。

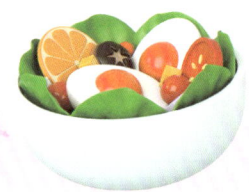

五、"降调"期间日常生活要注意什么

1. 合理膳食

在"降调"期间，女性需要注意合理的饮食。建议多样化饮食，并保持清淡，避免油煎、油炸、辛辣和刺激性食物。同时，要做到每日三餐营养搭配，确保均衡的营养摄入。这样不仅能让"降调"的效果更好，还为接下来的试管婴儿助孕创造更好的身体条件。

2. 适当运动

在"降调"期间，适度运动有助于促进新陈代谢，提高免疫力。特别是对于患多囊卵巢和超重的女性来说，减重能够获得更好品质的卵泡和顺利的妊娠。然而，一旦促排卵治疗开始，建议避免高强度的跑步、跳跃等运动，可以适当进行散步等舒缓的活动。

3. 健康生活

在"降调"期间，保持良好的精神状态和充足的睡眠非常重要。不要胡思乱想，以免增加自身的心理负担。如果有任何疑问或者身体异常反应，都可以与医生多进行沟通交流，以打消心中的疑虑。

4. 正常性生活

"降调"期间，可以适度地进行性生活。如果在这期间发生自然妊娠，建议及时就诊于医院的孕后管理门诊或当地的产科，接受孕后指导。然而，对于有遗传病、反复流产并接受植入前胚胎遗传学检测（PGT）技术助孕治疗的患者，或者存在宫腔问题或未经治疗的基础疾病的患者，要使用避孕套避孕防止自然妊娠后发生流产的风险。

促排卵期间，别忽略了这些

对于许多新手备孕女性来说，促排卵是试管婴儿助孕周期中的重要环节，但对于促排卵期间应该注意什么，确实存在很多疑问。

有些人可能会问："医生，在促排卵期间我需要喝豆浆吗？"或者："医生，在促排卵期间每天走一万步够吗？"似乎认为通过喝豆浆、走路等方式可以达到"科学长卵泡"，但这是错误的。

一、促排卵期间如何吃更健康

在促排卵期间，一般没有特殊要求，所以我们可以尽量多元化、营养均衡，选择健康的饮食。

但是要记住，任何食物都不应该过量食用，适量即可。尽管我们可以相信一些食物在补充营养方面的作用，但不要迷信豆浆的神奇功效哦！

推荐多摄入蔬菜、水果、奶类和豆类，这些食物富含维生素、叶酸以及钙。既能满足身体的营养需求，又能让口味多样化，增加饮食的乐趣。

1. 食物多样，以谷物为主

每天应食用包括谷薯类、蔬菜水果类、畜禽鱼蛋奶类和大豆坚果类等食物，以保证各类营养的摄入。

2. 调整孕前体重至适宜水平，实现饮食与运动平衡

保持健康的体重，避免过量进食，并控制总能量摄入，使能量摄入与消耗平衡，以维持健康的身体状态。

3. 多摄入蔬果、奶类和大豆

每天保证摄入 300~500g 的蔬菜，200~350g 的新鲜水果（果汁不能代替水果），以及 300g 的液态奶。同时也要经常摄入豆制品，相当于每天食用 25g 以上的大豆（黄豆），适量摄入坚果。

4. 适量摄入鱼、禽、蛋和瘦肉

每周摄入 280~525g 的鱼类，280~525g 的"禽、肉"，280~350g 的蛋类。平均每天摄入 120~200g 的鱼、禽、蛋和瘦肉。在动物性食物的选择上，优先选择鱼类和禽肉，因为它们的脂肪含量相对较低，并且鱼类含有不饱和脂肪酸。"禽、肉"方面则应选择瘦肉，因其脂肪含量较低。在吃鸡蛋时不要抛弃蛋黄。此外，应减少摄入肥肉、烟熏和腌制肉制品的量。

5. 少盐少油，控糖戒烟戒酒

培养清淡饮食的习惯，少食用高盐和油炸食品。控制糖的摄入，如甜点、巧克力等，每天饮用 7~8 杯水（1500~1700mL），推荐饮用白开水和茶水，避免或减少摄入含糖饮料。

6. 常吃富含铁的食物，使用碘盐，孕前开始补充叶酸

要保证摄入富含铁的食物。使用含碘盐，以满足碘的需求。在孕前 3 个月开始补充叶酸，最好是使用叶酸补充剂来确保机体更好地吸收和利用叶酸，这有助于预防胎儿神经管畸形，并有利于降低妊娠高血压的风险。

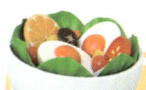

每周健康饮食食谱举例

时间 餐次	星期一	星期二	星期三	星期四	星期五	星期六	星期日
早餐	牛奶1盒 鸡蛋1个 绿叶蔬菜	花卷1个 鸡蛋1个 豆浆1杯 黄瓜1根	豆浆1杯 包子1个 绿叶蔬菜	牛奶1盒 鸡蛋1个 绿叶蔬菜	菜包子1个 燕麦粥1碗 绿叶蔬菜	牛奶1盒 鸡蛋1个 绿叶蔬菜	牛奶1盒 面包片3块 绿叶蔬菜
零食 （两餐 之间）	苹果1个 核桃3颗	酸奶1盒 花生7颗	温牛奶1盒 腰果7颗	杏仁8颗	酸奶1盒 葡萄3粒	西瓜籽 83粒	香蕉1根
午餐	米饭1碗 韭菜肉丝 烧带鱼炒 小白菜	馒头1个 魔芋烧鸭 番茄肉片 炒青笋尖	米饭1碗 豆腐鱼 豇豆肉丝 炒生菜	米饭1碗 茄子肉片 苦瓜肉片 炒油麦菜	馒头1个 豆干肉丝 红烧鲷鱼 炒红苋菜	米饭1碗 平菇肉片 红烧鸡丁 炒生菜	馒头1个 黄瓜烧鳝鱼 番茄炒蛋 炒小油菜
零食 （两餐 之间）	荔枝3个 黄瓜1根	猕猴桃1个	橙子1个	橘子1个	苹果1个 开心果6颗	香蕉1根	火龙果半个
晚餐	馒头1个 卤牛肉 四季豆肉片 肉末烧豆腐	米饭1碗 蘑菇肉片 青笋烧鱼 炒碎芹菜	馒头1个 黄瓜肉丁 炒土豆丝 番茄炒蛋	米饭1碗 青笋烧鸭 洋葱肉丝 炒绿豆芽	馒头1个 蒜苔肉丝 紫菜蛋花汤 炒南瓜丝	米饭1碗 芹菜肉丝 鲜笋肉丝 炒西蓝花	馒头1个 木耳肉片 青椒肉丝 炒黄豆芽

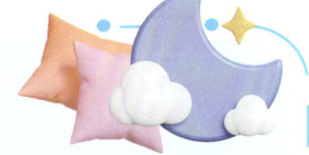

二、促排卵期间健康作息的六大建议

1. 创造舒适的生活环境

选择安静、舒适、温度适宜的居住环境，保持干净整洁。每天保证30分钟以上的通风时间，温度最好控制在22℃~24℃，夏天要注意防暑，冬天要注意保暖。

2. 保持充足的睡眠

22—23时前上床入睡是个好习惯，白天可以适度午睡约30分钟，这有助于缓解下午的疲劳。

3. 加强身体素质，进行适量运动

在促排卵早期，可以选择适合自己情况的体育锻炼，如慢跑、快走、爬楼梯、打太极拳等。但是当卵泡发育到约12mm大时，需要停止剧烈运动，可以选择散步，并注意避免长时间坐卧不动。

4. 注意个人卫生

保持勤换洗衣物，如果条件允许，每天可以进行温水淋浴，有助于消除疲劳。

5. 戒烟限酒，保持健康的生活方式

吸烟是男性生育能力下降的潜在危险因素，男性吸烟者的精子浓度通常比不吸烟者低13%~17%。女性吸烟或暴露于二手烟也会对卵子和胚胎产生不利影响。另外，研究发现，随着酒精摄入量增加，精子的活动能力逐渐下降。相较于非饮酒者，酗酒者更容易出现部分或完全的生精停止现象。对于女性来说，饮酒会导致激素紊乱和月经失调，并对胚胎着床产生不良影响。

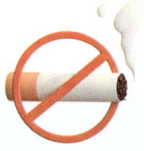

6. 避免接触有毒物质

尽量避免接触甲醛，如新房装修时要注意。也要避免接触农药，如杀虫剂、除草剂、杀菌剂，以及化学物品如合成洗涤剂、染发剂、增白剂、育毛剂、生发剂等。同样，化妆品如香水、指甲油也要小心使用。此外，还要避免长时间暴露在塑料制品如塑料膜、塑料盒高温使用，汽车尾气等环境中。

重要的是要保持良好的饮食和心情，这样卵泡才能自然茁壮成长！但是也要记住，如果是不值得熬夜的事情，就不要熬夜；如果是不值得烦恼的事情，就不要操心！

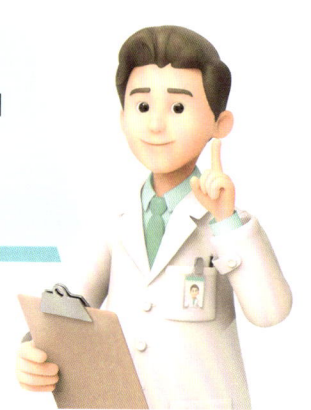

促排卵会引起卵巢早衰吗

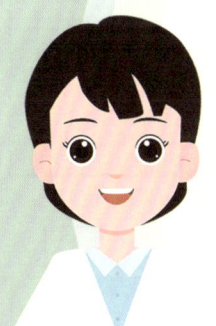

网络上一直流传着这样一个说法："促排卵会造成卵泡被过度使用，从而引起卵巢早衰，更年期提前到来。"这种传言不禁让许多人深信不疑，对于想要进行试管婴儿助孕的朋友们来说，无形中增加了许多心理压力和犹豫。

告诉你一个小秘密：这个说法完全没有任何依据！

一、什么是卵巢早衰

卵巢早衰，听起来有点像是卵巢提前退休的状况。事实上，它是指女性在 40 岁之前，卵巢功能过度衰退的情况。当卵巢早衰发生时，女性会出现闭经现象，伴随血液中促性腺激素水平的升高和雌激素水平的降低。这也导致了一系列因雌激素降低而引起的症状，比如潮热多汗、面部潮红，还可能影响性欲。

可以把卵巢早衰看作是卵巢的能量过早就耗尽了。当女性的卵巢进入早衰状态时，她们的卵子储备也在消耗中。这可能是由于遗传因素、自身免疫疾病或者其他因素引起的。

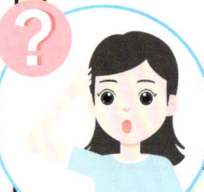

二、女性一生中有多少个卵子

女性的卵子储备，在胎儿时期就已经有了数百万个潜在的卵细胞！不过，这些卵子大部分都不会成熟，而是随着时间悄悄地消减。

在出生时，这个数量已经减少到不到 100 万个。然后，随着成长进入青春期，卵细胞继续减少。如果在青春期以后，卵细胞还未受精，它们会随着子宫内膜和血液一起排出体外，大家熟悉的就是月经了。到了更年期，卵细胞基本上就已消耗殆尽。女性一生中会有 400~500 个卵子成熟并排出体外。

不过，这里提到的 400~500 个成熟并能排出的卵子，是对于一位健康的女性而言。这只是一个大致的平均数，实际数字可能会因个人情况而有所不同。

三、促排卵会提前透支卵子吗

这个问题相信是广大女性朋友在女性正常的生理情况下，每个月经周期开始时，会有多个卵泡同时发育。但最后，只有一个卵泡会成长并发育成为优势卵泡。

那么，其他的卵泡去哪儿了呢？它们其实会逐渐萎缩和衰退，成为闭锁卵泡。就像是被淘汰出局的运动员一样，这些卵泡没有机会成熟和释放。所以，每个月经周期只会排出一个卵子。

不过，通过促排卵药物的干预，可以将这些本该被淘汰的卵泡利用起来。药物的作用是将原本应该进入闭锁状态的卵泡重新拉回生长队列中，促使更多的卵泡发育成熟。这样做，并不会影响卵巢中原本储备的400~500个卵泡，也不会提前排出那些原本预定在未来才会释放的卵子，从而引发卵巢早衰。

促排卵的药物在使用时确实只会唤醒那些原本不成熟、将要被淘汰的闭锁卵泡，并不会影响下一个月经周期的优势卵泡。但需要注意的是一定要在医生的指导下使用促排卵药物，不要滥用。既要给卵巢提供适度的刺激，又要保证药物的使用在一个温和的范围内，让其发挥最佳效果。

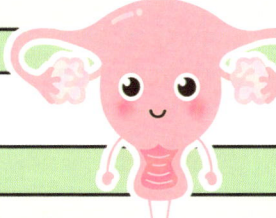

四、如何预防卵巢早衰

1. 健康饮食

保持饮食多样化，调整饮食结构，确保摄入均衡的营养物质，以维持生殖系统的正常运转。避免食用过咸、过甜、过辣的食物，选择清淡饮食，多食用富含维生素和优质蛋白质的食物。定时定量进食三餐，避免暴饮暴食。

2. 放松心情，坚持运动

参加户外活动可保持生殖器官的活力，避免对内分泌系统和神经系统造成损害，延缓卵巢衰老。面对生活中的压力，要保持积极乐观的心态，多和朋友和家人进行交流，及时消除恐惧和不安。

3. 规律的夫妻生活

和谐规律的夫妻生活可以刺激激素分泌，女性会分泌更多的激素，维持第二性征。

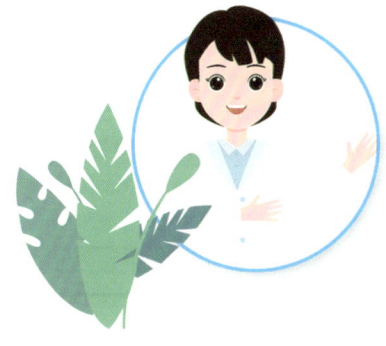

目前虽然还没有能够直接养护卵巢的神奇药物，但是有些因素可能会导致女性内分泌失调，从而引发卵巢早衰，比如环境污染、不健康的生活习惯、长期的心理压力和遗传因素等。年龄是一个重要的因素。在适当的生育年龄，尽早考虑生育是比较理想的选择。这样可以更好地利用身体的生理优势，并提高成功受孕的机会。

从疑虑到顺利：
取卵手术的
"无痛奇迹"

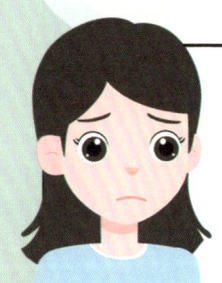

当提及试管婴儿助孕时，许多人可能会被疼痛所困扰。但是让我们放眼整个试管婴儿助孕治疗过程，就会发现取卵手术扮演着举足轻重的角色。这一手术是以促排卵为基础，为成功的胚胎培养和移植提供了必要的前提条件。毫无疑问，取卵手术在试管婴儿助孕治疗中显得极其重要。

一、取卵手术的过程是怎样的

取卵手术是试管婴儿助孕治疗中的关键步骤。手术通常在阴道B超的引导下进行，医生使用取卵穿刺针连接负压吸引装置，将穿刺针通过阴道进入卵巢，并抽吸卵泡液和卵子。这些卵子随后被迅速送入胚胎实验室进行进一步处理。整个过程通常持续约20分钟，术后恢复快，风险较低。

对于无法通过阴道彩超探及卵巢的特殊情况，也可采用经腹部超声引导下的取卵方式。这种方法已经被成功应用于极困难位置的取卵。

二、取卵手术痛吗

取卵手术通常在短效静脉麻醉下进行，全程由专业麻醉医生监护。患者在手术过程中完全无感知疼痛或不适，他们处于安详的睡眠状态中，手术完成迅速，苏醒也较为迅速。

对于卵巢位置欠佳的女性来说，选择麻醉下进行取卵手术有助于手术的顺利进行。在麻醉状态下，肌肉会得到松弛，有助于手术医生通过适当的卵巢位置调整，以获得最佳的穿刺路径，从而降低术后并发症的发生，并提高获卵率。

因此，取卵手术对患者来说几乎是无痛苦的。麻醉下的手术保证了患者的舒适和安全性，为她们创造了尽可能舒适的手术环境。

三、取卵手术安全吗

取卵手术是一项相对安全的手术，在专业医生的操作下进行。医生在手术过程中非常谨慎地抽取成熟卵泡，以尽量减少卵巢损伤和出血的风险，并提高获卵率。

术后可能会出现头晕、恶心等不适症状，这是由于麻醉药物的影响，通常随着药物代谢而逐渐缓解。需要注意的是，取卵手术是一种有创的穿刺手术，因此存在一定的医疗风险。术后观察和护理非常重要。

取卵手术是通过阴道穿刺进行的，偶尔可能会导致阴道壁划伤或穿刺针经过子宫颈或子宫内膜导致出血。对于少量出血，可以用纱布进行压迫止血，通常在2~4小时后可以取掉。如果有活动性出血，可以使用止血钳钳夹止血。大部分出血在进行上述操作后可以止血，只有极少数情况下需要缝合止血。

研究表明，常规取卵手术后24小时内的平均失血量为230mL，患者通常没有不适感。严重腹腔内出血的发生率为0.08%~0.22%。然而，年轻、体形偏瘦的多囊卵巢综合征患者以及有盆腹腔手术史、获卵量较多、卵巢位置较高、凝血功能异常的患者属于高危人群，需要术后重点观察和评估出血风险。

在部分患者中，卵巢与膀胱相邻，穿刺过程无法避开膀胱，可能需要通过膀胱进行取卵。在这种情况下，形成的创口通常很小，大部分情况下能够迅速闭合，没有临床症状。然而，如果穿刺针损伤的血管有活动性出血或血块堵塞尿道，可能出现排尿困难、尿痛和耻骨的疼痛。严重情况下，可能会出现失血性休克的症状。如果术后膀胱内有活动性出血，需要进行膀胱冲洗至尿色清亮，并留院观察。通过泌尿系统 B 超检查和尿常规检查，可以了解是否存在泌尿系统其他部位的损伤以及损伤部位的恢复情况。

四、取卵手术前需要做哪些准备

（1）麻醉下取卵常规禁食禁饮 8 小时，以防止术中胃内容物返流引起窒息。

（2）做好个人卫生，重点清洗肛周和外阴部，并准备一条干净内裤以便术后更换。

（3）携带身份证和结婚证原件，以便医务人员核实身份。

（4）穿着宽松衣裤，不化妆、不喷香水、不佩戴首饰、不涂指甲油，方便医生观察生命体征的变化。

（5）排空小便，因为膀胱与卵巢位置相邻，保持膀胱空虚状态，以减少穿刺到膀胱的风险。

（6）进行阴道抹洗，以清洁并消毒阴道，减少术后感染的风险。

（7）保持充足的睡眠，放松心情，以最佳状态配合麻醉和手术的实施。

五、取卵手术后需要注意哪些

（1）休息：手术结束后可以进食，休息 1 小时后下床活动并解小便。休息 2 小时后如果没有特殊不适，可以回家继续休息。

（2）不适症状：手术后可能出现头痛、头晕或恶心等轻微不适，这些症状会逐渐消失。

（3）腹痛和出血：手术后可能感到腹胀、腹痛，也可能出现少量阴道出血或分泌物，这是正常现象，无须特殊处理。但如果症状逐渐加重，或出现剧烈腹痛和大量出血，需要及时就医。

（4）出血观察和处理：根据取卵的穿刺路径，可能出现阴道出血、膀胱出血、盆腹腔出血。需要观察阴道流血的颜色和量，如发现鲜红色、血流量较多，可能是阴道穿刺点仍有流血，需要就医检查确认。还要注意小便的颜色，如尿液鲜红或伴有血块，可能表示膀胱出血，需要密切观察。盆腹腔出血需要注意观察腹胀、腹痛、肛门坠胀感、腰部酸痛、头晕乏力等症状的变化，如有情况需及时就医。

（5）生活建议：术后饮食宜清淡易消化，多进食高蛋白和高维生素食物。严格按医嘱使用术后药物，适当活动以促进血液循环，但要避免剧烈活动和突然转身或下蹲等体位改变。术后禁止同房、盆浴和游泳，可以淋浴。

取卵手术是相对安全的，手术医生在手术中致力于最大限度地降低风险。然而，术后的观察和护理同样重要，为确保手术的安全和恢复，患者需要积极配合医生的治疗。

取卵过程中使用麻醉药会降低智商吗

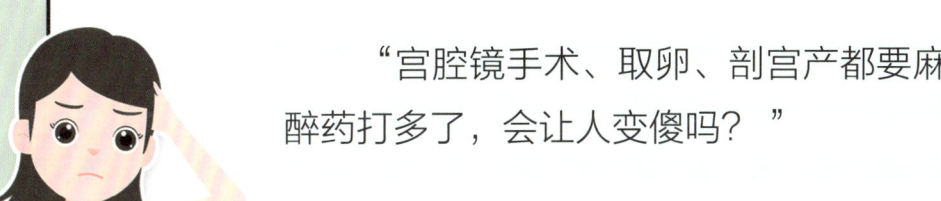

"宫腔镜手术、取卵、剖宫产都要麻醉，麻醉药打多了，会让人变傻吗？"

在进行试管婴儿助孕治疗期间，很多人都担心麻醉会让自己"变笨"，影响记忆力，甚至认为一孕傻三年，这样的疑虑让人很焦虑。但实际上，这些担心很大程度上都来自网络上的各种不实言论。

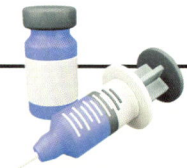

一、什么是全身麻醉

全身麻醉是一种暂时抑制中枢神经系统的方法，让患者在手术过程中进入一种类似睡眠的状态。通过呼吸道吸入、静脉注射或肌内注射麻醉药物，患者会失去意识、痛觉、记忆、反射以及肌肉紧张，从而感觉仿佛进入了一个短暂的睡眠状态，以帮助手术顺利进行。

麻醉的程度和血液中药物浓度是可以调控的，并且麻醉的抑制效果是可逆的。一旦药物被代谢或排出体外，患者的意识和各种反射将逐渐恢复。

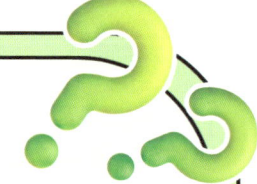

二、取卵手术过程中使用麻醉药是否会导致记忆力减退

麻醉药物对记忆力并没有影响。在正常临床剂量范围内使用麻醉药物是不会对大脑造成损伤的。而且在手术期间，专业的麻醉师会全程监测患者的生命体征，随时调整药物使用方案，以确保患者的生命体征保持在安全范围内。

以取卵术为例，使用麻醉药物如丙泊酚，它的起效速度非常快，大约在 20 秒内就能发挥作用，作用持续时间为 3~5 分钟。停止给药后，患者在 5~10 分钟内就可以完全苏醒。丙泊酚主要通过肝脏代谢，分解为水溶性化合物后通过肾脏排泄，所以不会长时间滞留在体内，更不会藏在大脑的某个角落不肯离开。

麻醉药物使用后会很快被代谢排出体外，对记忆力没有任何影响。即使多次注射丙泊酚，也不会导致记忆力减退。记忆力减退可能与年龄增长、不良情绪、失眠、心理或生理疾病等因素有关。

三、取卵手术过程中使用麻醉药是否会影响卵子质量

取卵过程中使用麻醉药对卵子质量几乎没有影响，不要过于担心。在取卵手术中常规使用丙泊酚（也称得普利麻）进行静脉全身麻醉。这种麻

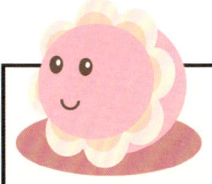

醉药物已经在临床应用超过 40 年了，通过大量的临床数据研究，可以确定丙泊酚对卵子质量、受精率以及妊娠率等并没有明显的影响。

当然！在手术结束后，建议患者加强营养，摄入对脑神经元有益的食物，例如核桃、鸡蛋、牛奶、橘子、玉米等。同时，要充分休息，劳逸结合；参与一些社交活动，保持积极乐观的情绪；进行适当的身体锻炼和脑力运动。这样才能提高大脑的工作效率，增强记忆力。事实上，并非传言中说的那样："打了麻药会变笨，记不住事了。"通过正确的生活方式和养生方法，我们可以保持大脑的健康状态，提高记忆力，并不受麻醉药物的影响。

取卵手术在麻醉下进行是非常安全且有必要的，且并没有科学依据表明全身麻醉会降低智商。备孕女性在取卵手术前请放宽心，毕竟"麻"了就不会有疼痛和不适的感觉。

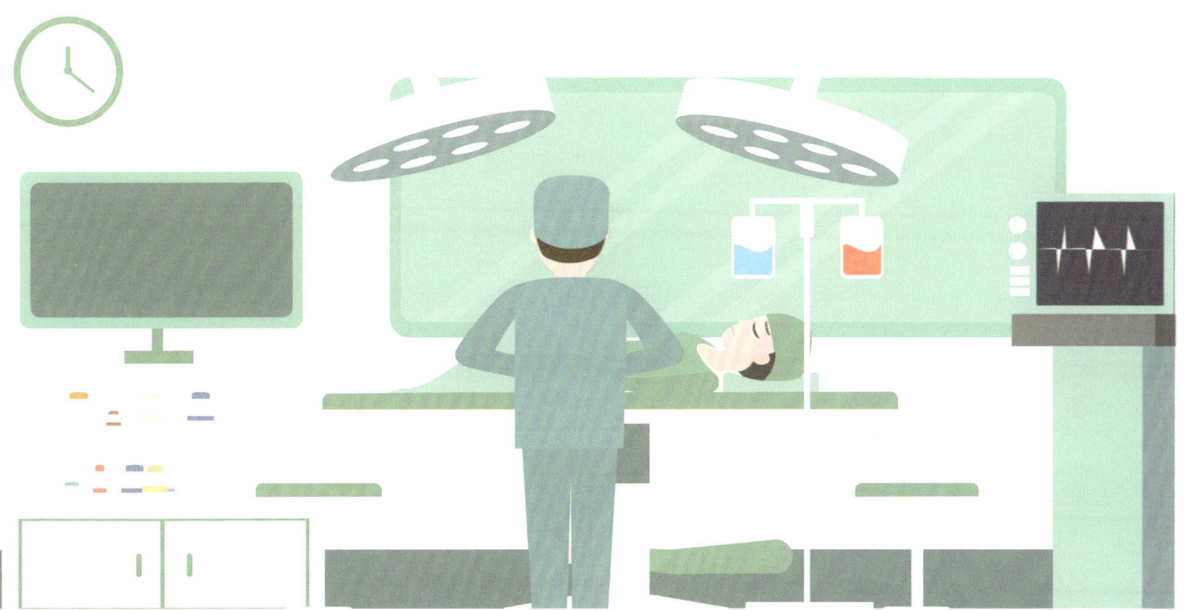

篇章六

试管婴儿助孕必备知识解析（二）

胚胎评级大解密

　　胚胎发育是一个精彩纷呈的过程，胚胎学家们通常在取卵后的第 3 天和第 5~6 天选择具有代表性的时间点来评估胚胎质量。这几个时间点被认为是最重要的评估时机。目前国际上对这两个阶段的胚胎质量评判标准基本是一致的。

一、卵裂期胚胎评级

1. 评价卵裂期胚胎的指标主要包括细胞数、胚胎碎片程度及胚胎对称性

细胞数：指的是胚胎中的细胞数量，通常第 3 天早上时胚胎拥有 8 个细胞是最理想的。细胞数少于 8 个或超过 8 个时，胚胎的发育能力可能会降低，但具体还需要胚胎学家进行评估分析。

胚胎碎片程度：是指胚胎上脱落下来的无核细胞碎片，碎片程度越高表示胚胎的发育能力越差。

胚胎对称性：评估的是胚胎中不同细胞的大小一致性，细胞大小对称的胚胎发育潜能优于细胞大小不对称的胚胎。

实验室胚胎学家会根据这些指标将胚胎进行评级，通常分为 Ⅰ 级、Ⅱ 级、Ⅲ 级、Ⅳ 级四个级别，其中 Ⅰ 级表示形态学评级最佳的胚胎。

除了上述指标，胚胎细胞中是否存在多核（即有两个或更多细胞核）、细胞胞浆是否存在空泡等内容物，以及透明带的形态等也是用来辅助判断胚胎质量的指标。

下图展示了不同质量的胚胎。图一是质量优秀的 Ⅰ 级胚胎，含有 8 个细胞，没有明显的碎片，细胞大小对称，胞浆均匀且无空泡等内容物。图二是质量良好的 Ⅱ 级胚胎，也是含有 8 个细胞，但存在约 10% 的碎片，细胞大小不对称。图三是质量较差的 Ⅲ 级胚胎，含有 4~5 个细胞，存在近 50% 的碎片，细胞大小不对称。图四是质量差的 Ⅳ 级胚胎，呈现碎片化状态，没有明显的细胞存在。

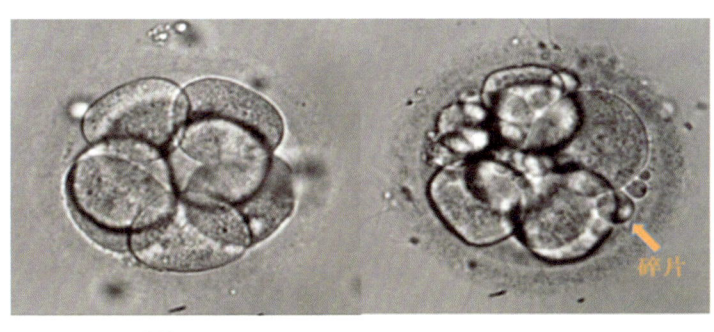

图一   图二

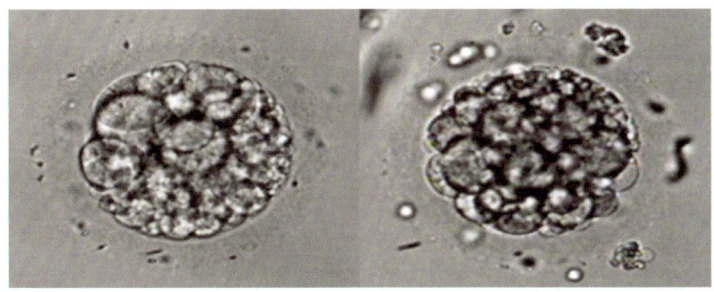

图三   图四

根据评分标准，Ⅰ级胚胎和Ⅱ级胚胎被认为是推荐的可移植或冷冻的胚胎。一般认为Ⅲ级胚胎和Ⅳ级胚胎没有太大的价值进行移植或冷冻。

不过，卵裂期胚胎的评分只是"以貌取胚"，形态上评分稍低的胚胎并不一定发育潜能不如评分高的胚胎。胚胎的外在形态固然重要，但内在的因素同样关键，比如胚胎是否存在染色体异常。同样是8细胞的二级胚胎，年轻女性的胚胎染色体异常率较低，而高龄女性的胚胎染色体异常率相对较高。

2. 囊胚评级

囊胚的评级标准主要包括囊腔扩张度、内细胞团评级和滋养层评级。这些评级指标是用来筛选优质胚胎的好方法。

取卵后的第3天看起来很"俊俏"的卵裂期胚胎，并不一定都具备继续发育成囊胚的能力。所以囊胚培养成为筛选出更优质胚胎的好办法，因为能够发育成囊胚的胚胎通常更加"优秀"。

对于囊胚的形态评分，目前国际上通用的 Gardner 评分方法，它包括了3个指标：囊腔扩张度、内细胞团评级和滋养层评级。

囊腔扩张度是指囊胚腔从小到大扩张的程度。内细胞团评级和滋养层评级是根据各自细胞的数量和紧密排列程度来进行分级。内细胞团将来会发育为胎儿，而滋养层则会发育为胎盘。

下图是囊腔扩张度的分级方法，从早期囊胚到孵出囊胚共分为6个等级。数字越大表示扩张度越高。

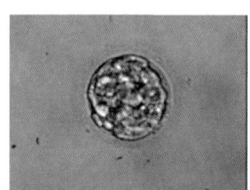

1——早期囊胚：囊胚腔体积小于囊胚总体积的 1/2

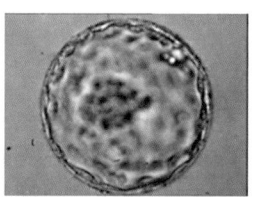

4——扩张囊胚：囊胚腔体积变大，透明带变薄

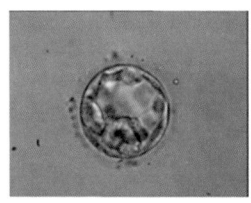

2——早期囊胚：囊胚腔体积大于或等于囊胚总体积的 1/2

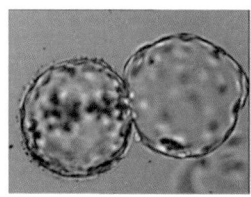

5——孵化囊胚：囊胚一部分从透明带中孵出

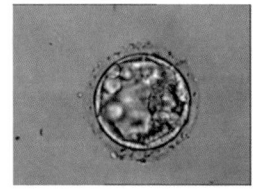

3——完全囊胚：囊胚腔完全占据了囊胚的总体积

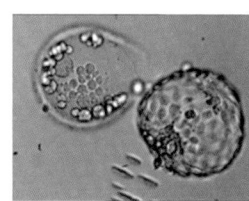

6——孵出囊胚：囊胚完全从透明带中孵出

内细胞团和滋养层的评级方法如下图所示，它们都分为 A、B、C 三个等级，其中 A 为最高评级，依次递减，C 为最低评级。

内细胞团评级

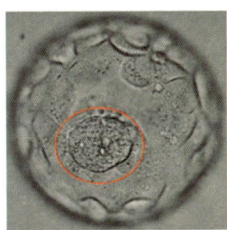

A 级：细胞数较多，排列紧密

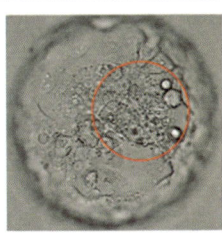

B 级：细胞数较少，排列较松散

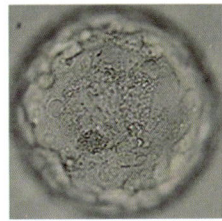

C 级：未见明显内细胞团

滋养层评级

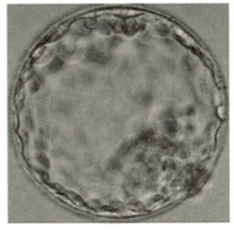

A 级：由较多细胞组成，细胞密度高

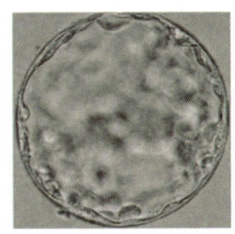

B 级：由较少的细胞组成，细胞密度中等

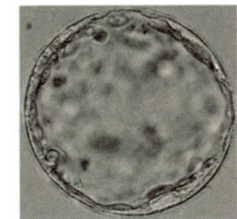

C 级：由很少细胞组成，细胞密度低

囊胚的评分结合了这 3 个指标，例如扩张度评级为 4、内细胞团评级为 A、滋养层评级为 B，那么该囊胚的评分就表示为 4AB。通常情况下，更倾向于选择评级较高的囊胚，也就是扩张度、内细胞团和滋养层评级都较高的囊胚进行移植。

囊胚培养？
养还是不养

对于是否进行囊胚培养，许多助孕夫妻在取卵后第三天移植谈话时都会面临这个问题，纠结不已，难以作出决定。

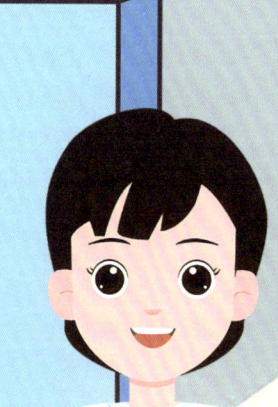

一、囊胚培养是什么

囊胚培养是将第3天胚胎从卵裂培养液转移到专用的囊胚培养液中，然后在体外继续培养2~3天，使胚胎发育到囊胚阶段的过程。

卵裂期胚胎和囊胚之间的区别可以用下图来说明。当卵细胞和精子受精后，受精卵开始不断地分裂，逐渐发育成为胚胎。卵裂期胚胎通常在取卵后的第3天发育到4~8个细胞的阶段。如果继续培养胚胎到取卵后的第5天或第6天，胚胎内部会形成一个囊胚腔，其中含有液体，胚胎称为囊胚。囊胚移植即是将处于囊胚阶段的胚胎进行移植。

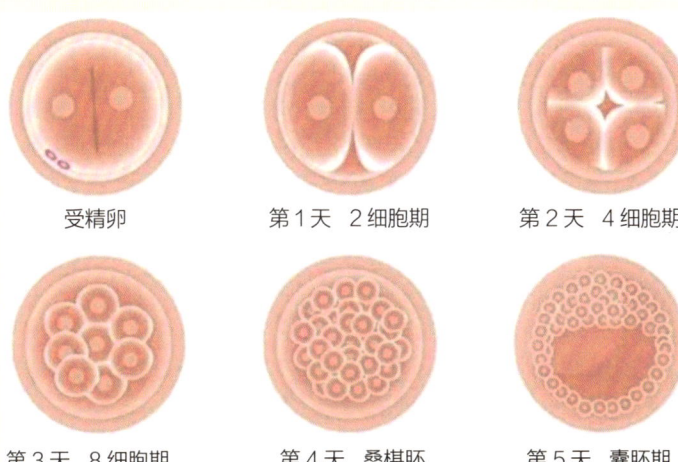

| 受精卵 | 第1天　2细胞期 | 第2天　4细胞期 |
| 第3天　8细胞期 | 第4天　桑椹胚 | 第5天　囊胚期 |

二、囊胚移植和卵裂期胚胎移植有什么区别

在自然受孕过程中，卵子与精子在输卵管中受精结合，形成受精卵。然后，在细胞分裂的同时逐渐向宫腔方向移动。一般在受精后的第5天，受精卵进入子宫腔，这时正好是囊胚期。在受精后的7~8天时，胚胎与母体子宫壁结合，这个过程称为着床。

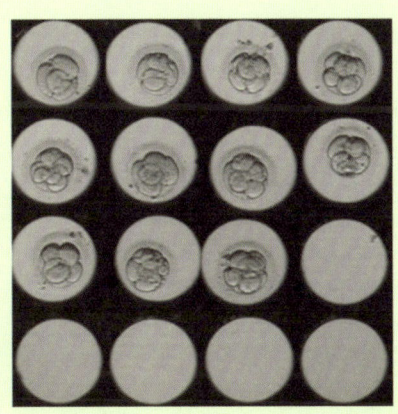

按照自然规律，胚胎在发育到4~8个细胞的阶段时，通常在输卵管中。当胚胎运动到子宫腔时，它发育成为囊胚并在此着床。因此，与移植卵裂期胚胎相比，囊胚移植更符合自然怀孕的规律。此时，子宫提供了一个富有营养的子宫内膜，就像为初来乍到的胚胎宝宝准备了一个温暖的小床，吸引宝宝在子宫中安顿下来。因此，移植囊胚在子宫内继续发育的机会更高。

三、囊胚培养的优势有哪些

（1）更符合生理着床时间。移植囊胚使胚胎发育与子宫内膜种植窗同步，更符合生理着床时间。这种时机的选择可以提高胚胎种植的成功率，就像给胚胎提供了一个暖暖的被窝。

（2）囊胚培养不仅可以帮助初步筛选胚胎，还可能淘汰一些染色体异常的胚胎。移植到子宫的囊胚更"优秀"，能够发育到囊胚阶段的胚胎质量更高。这样，就能选择更合适的胚胎进行移植，提高移植成功的概率。

（3）降低多胎妊娠风险的利器。医生会精心挑选1个发育状态最好的胚胎进行移植，这样可以降低多胎妊娠的概率。特别是对于无法承受多胎妊娠的患者来说，可以选择囊胚培养并移植单个囊胚。这既保证了移植成功的机会，又降低了妊娠后流产、卵巢过度刺激、高血压、糖尿病等妊娠并发症的风险。

（4）植入前进行胚胎遗传学检测（PGT）的先决条件。通过囊胚培养，胚胎可以发育到一个特定的阶段，使得遗传学分析更加准确可靠。如果选择第三天的胚胎进行活检，那时它们只有4~8个细胞。可活检的细胞数量只允许1~2个，而且活检后细胞发育潜力可能受损，可能会影响胚胎的继续发育。但在囊胚阶段活检就不同了，囊胚已经发育到100~300个细胞，可以活检约5个滋养层细胞，进行更准确的遗传学分析。这样就能在体外进行更多筛选，提高遗传学诊断的准确性，且对胚胎的后续发育的影响相对更小。

（5）囊胚移植后胚胎可以快速准备着床，从而减少胚胎游走进宫外的风险。而且囊胚的体积相比卵裂期的胚胎要大得多，尤其是已经孵化成囊胚的更是如此。因为体积比较大，囊胚进入输卵管会变得更加困难，这对于那些多次经历过宫外孕的患者来说，选择囊胚移植就是个不错的选择。至少在一定程度上，它可以降低宫外孕的发生率。囊胚移植就像是给胚胎打了一剂"准备嵌入"的加速剂，让它们更容易找到合适的地方安营扎寨。

四、哪些人适合囊胚移植

（1）需要进行PGT的人，比如染色体或基因异常的筛查。囊胚移植可以为他们提供更准确的遗传学信息。

（2）因为身体原因需要暂缓胚胎移植，但仍希望能够移植新鲜胚胎的人。囊胚培养的时间可以给他们提供一个良好的缓冲期。

（3）D3胚胎质量很好但由于原因不明导致多次移植失败的人。考虑D3胚胎发育潜力受到限制，囊胚移植可能是个新的尝试。

（4）多次经历宫外孕的人。囊胚移植可以降低宫外孕的风险，给他们更多的安心。

（5）不适合多胎妊娠的人。囊胚移植可以帮助进行单囊胚移植，可以优化胚胎的选择，减少移植的胚胎数量，同时又不会影响移植的成功率。是个双赢的选择！

当再谈到是否养囊胚时，相信已经有了一定的了解。目前各大生殖中心的囊胚培养技术已经非常成熟，医生会根据每个患者的具体情况，给出是否进行囊胚移植的专业建议。

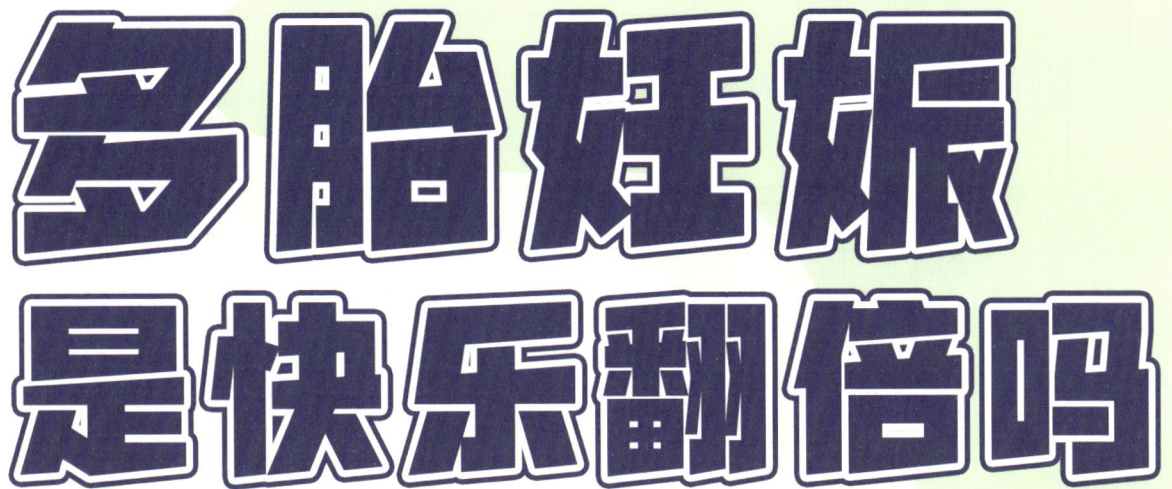

多胎妊娠
是快乐翻倍吗

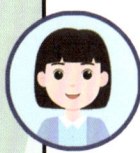 医生，我来做"试管婴儿"就是想怀双胞胎，最好给我们做龙凤胎。

为什么要怀双胞胎呢？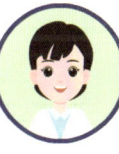

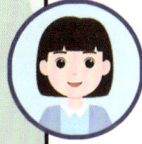 一次生两个，一举两得，多省心。

……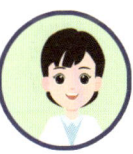

一次植入两枚胚胎，是成就儿女双全梦想还是多胎烦恼？

一、什么是多胎妊娠

多胎妊娠是一种令人惊叹的特殊现象，指的是一次妊娠子宫腔内同时孕育两个或更多的胎儿。而在多胎妊娠中，双胎妊娠是最常见的一种。

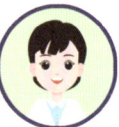

"双胞胎""三胞胎"，听起来像是个令人兴奋的好消息，但实际上却不可避免地会给孕妇和宝宝们带来许多安全隐患。

二、多胎妊娠风险多

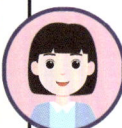

多胎妊娠情况下，孕妇和胎儿都面临着许多风险。

从孕妇的角度来看，多胎妊娠带来了许多妊娠及分娩并发症的风险。统计数据显示，多胎妊娠的孕妇面临着单胎妊娠的 7 倍风险，可能会出现各种并发症。这个特殊的状态使得孕妇的子宫变得巨大，承受着更大的压力，容易导致胎位异常和胎膜早破等情况。此外，多胎妊娠还会增加妊娠期高血压、贫血、糖尿病等并发症的风险。

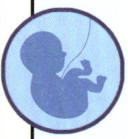

而对于胎儿来说，多胎妊娠也是一次超级难关！与单胎妊娠相比，多胎妊娠的宝宝们面临着更高的胎儿畸形和疾病的发生率，甚至有更大的死亡风险。研究显示，多胎妊娠的宝宝早产后致死的风险增加了约 5 倍。而多胎妊娠的新生儿死亡风险竟然比单胎妊娠的高出 6 倍。即使幸运地顺利出生，多胎新生儿面临并发症的概率也更高。他们可能会面临低体重、极低体重、智力低下、生长发育迟缓、脑瘫等一系列问题。

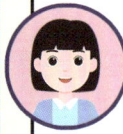

单胎妊娠是符合人体生理结构的最佳状态！事实上，为了降低多胎妊娠的发生率，在胚胎移植过程中会尽量减少移植的胚胎数量。就像 2018 年发布的《输卵管性不孕诊治的中国专家共识》中明确提到的：无论年龄大小、移植周期、移植次数，建议每个周期移植的胚胎数量都应控制在 2 个以内，这是降低多胎妊娠风险的较有效措施。

选择单胚胎移植或连续两个周期的单胚胎移植与双胚胎移植的妊娠率和活产率相似。单胚胎移植有诸多优势，包括降低出生低体重儿和剖宫产比例，减少早产风险，降低新生儿重症监护的需要，减少孕妇的医疗费用。通过选择单胎移植，可以降低多胎风险，确保母婴的安全，真正实现优生优育。所以，在辅助生殖助孕过程中，选择单胚胎移植是明智的决策。

三、为了最大限度地确保安全，医生建议以下高危人群选择单胚胎移植

对于母体而言，以下情况建议单胚胎移植：

1. 子宫因素不适宜多胎妊娠者

如果女性的子宫存在健康隐患，比如子宫畸形（就像是一个奇怪形状的房子，有些是单角子宫，有些是双子宫等）、经过子宫整形手术、瘢痕子宫（就像是被割过的纸张）、子宫肌瘤或腺肌瘤手术史或中重度宫腔粘连手术之后等问题，或者之前曾经有过由宫颈机能不全引起的早产、中晚期流产史，都应选择单胚胎移植。

2. 自身情况不适宜多胎妊娠者

有些女性的自身情况不适合多胎妊娠，比如年龄偏大、体重过轻或过胖、身材矮小（身高低于150cm）、卵巢过度刺激风险等；或者之前曾患有控制效果不佳的慢性病，比如糖尿病、心脏病、高血压等；或者发生过产科并发症，比如妊娠期高血压、妊娠期糖尿病等；或者之前出现异常情况，如抗磷脂综合征（APS）引起的血栓高风险等。对于这些情况，都建议选择单胚胎移植，以最大限度地降低多胎妊娠所带来的风险。

从胚胎的角度出发，以下情况建议单胚胎移植：

1. 优质胚胎

在"试管婴儿助孕"治疗过程中，一枚优质胚胎就像是一个瑰丽的明星，在子宫中绽放出美妙的生命之花。对于年轻的女性来说，这样的优质胚胎的妊娠率通常可以达到60%~70%！

增加胚胎移植的数量并不会增加妊娠率，反而很可能导致多胎妊娠。这可不能小觑，多胎妊娠对于妈妈和宝宝的健康来说是有风险的。所以，对于这类优质胚胎，普遍建议进行单胚胎移植。

2. 通过 PGT 检测的胚胎

首先，PGT 胚胎经过更严格的筛选，这意味着它们具备更高的妊娠成功率！其次，针对遗传性疾病或高龄生育人群，在孕期进行产前诊断是必要的。而单胎妊娠对孕妇和宝宝来说，在羊水穿刺、整个孕期以及分娩过程中的风险更低。考虑到以上因素，现在临床上更倾向于选择单囊胚移植。

四、安全健康才是目标

无论是自然怀孕还是进行试管婴儿助孕治疗，胚胎移植的数量真的不是越多越好。大家到医院接受试管婴儿助孕治疗，最终的目标当然是能够抱着一个健康可爱的宝宝回家。所以，要明确一个事实，移植的胚胎数量并不是关键。真正重要的是遵循医生的建议，权衡利弊，选择适合自己条件的移植策略才是最明智的选择。当医生建议进行单胚胎移植时，可以毫不犹豫地相信他们的专业意见。放下思想上的包袱，遵循医嘱，相信自己将会获得"好孕"的美好时刻！

胚胎冷冻对胚胎质量有影响吗

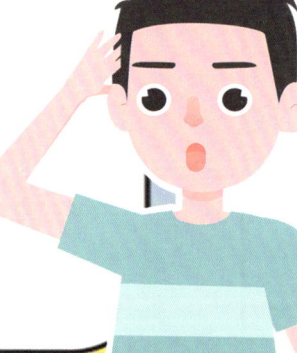

"我们的胚胎是在什么温度下进行冷冻的呀？"

"我们的胚胎冷冻 3 年了，会不会被冻坏而移植不了吗？"

"'冷冻宝宝'会不会影响新生儿的健康呀？"

在试管婴儿助孕治疗周期内，使用促排卵药物可以采集到多个卵子。通过体外授精和胚胎培养，可以获得多个胚胎。然而，通常只有 1~2 个"幸运"的胚胎会被选择移植到宫腔内，而其他高质量的胚胎会被冷冻保存起来。因此，对于胚胎冷冻技术，很多人都满心好奇，但同时也担心对宝宝的健康有影响。

一、胚胎是如何冷冻保存的

胚胎冷冻技术简直就是给胚胎来一场低温"冬眠"大冒险！它是把胚胎放进特殊的冷冻保护剂里，让它们从正常的体温降到超低温状态，然后存放在 –196℃的液氮中，就像是一个超级冷冻保险柜！这项技术自从 1983 年第一次报道移植冷冻胚胎成功怀孕后，发展迅猛。现在，它已经成为辅助生殖技术中不可或缺的重要技术！

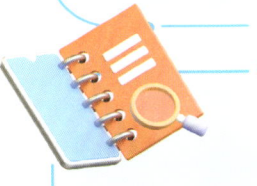

二、一般在哪些情况下需要进行胚胎冷冻保存

（1）新鲜胚胎移植并不是 100% 都能妊娠，如果本次移植没有成功怀孕，那么就不需要再次取卵了。这样不仅免除了促排卵的痛苦，还能节省不少钱。

（2）对那些在本次助孕成功后还想再次生育的夫妻来说，冷冻保存的胚胎可真是大有用武之地！它们就像是准备好的小宝贝，随时准备入场。

（3）对于一些存在内分泌异常、子宫内膜异常等特殊情况的女性，如果不适宜进行鲜胚移植，那么冷冻保存胚胎就成了最好的选择。这样不仅可以增加胚胎植入的成功率，还大大降低了促排卵和取卵手术等可能引起的并发症风险。

（4）对于进行 PGT（胚胎植入前遗传学检测）助孕的夫妻来说，在等待胚胎检测结果的时候，需要进行胚胎冷冻保存。

三、胚胎最长可冷冻保存多长时间

"冷冻宝宝"的期限是多长，这是很多病友关心的问题。理论上说，由于胚胎在极低温环境中生命活动处于停滞状态，所以我们可以认为，胚胎在液氮中可以永久保存。

目前的研究数据显示，长时间冷冻保存胚胎（10 年）并不影响种植成功率、临床妊娠率和活产率。虽然对于更长时间的冷冻保存是否会影响妊娠结果还需要进一步探索，但目前的回顾性文献报道已经给了我们一些信心。

据报道，我国目前的冷冻胚胎保存纪录是 18 年。而且在 2020 年 10 月末，一名健康的女婴诞生自冷冻了整整 27 年的胚胎，这可能是有史以来人类胚胎保持冷冻时间最长的纪录。这位女宝宝叫作莫莉·埃弗雷特·吉布森（Molly Everette Gibson）。她的胚胎在 1992 年就被冷冻保存在美国一个超级低温冰箱里。2012 年，胚胎放入液氮运输容器，并被送往胚胎领养机构。然后，在 2020 年 2 月，这个胚胎被植入了 29 岁的蒂娜·吉布森（Tina Gibson）的子宫。有趣的是，当这个胚胎被冷冻时，蒂娜·吉布森自己也只有 1 岁。

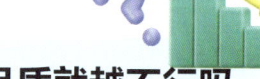

四、胚胎"冬眠"时间越长，品质就越不行吗

事实上，胚胎的冷冻时间并不一定与品质负相关。无论是冷冻 1 天还是冷冻 10 年，基本上没有区别呢！

胚胎的质量主要受到冷冻过程和解冻过程中的损伤影响。有可能冷冻过程中会对一些不能很好耐受低温的细胞造成损伤，但这与在液氮中冷冻保存的时间并没有直接关系。也就是说，长时间的冷冻不一定会影响胚胎的品质！

五、虽然胚胎可以长期进行"冬眠"，但建议尽早移植胚胎

近年来，有学者提出长时间的胚胎冷冻保存可能会受到宇宙辐射等因素的影响，可能会影响胚胎基因的稳定性。基于这些考虑，我国在 2018 年发布了《冷冻胚胎保存时限的中国专家共识》，建议冷冻胚胎的保存时间最好不要超过 5 年，最长也不要超过 10 年。当然，对于一些特殊情况下的患者（比如生育力保存的胚胎或配子），可以根据具体情况酌情延长保存时间。

同时，随着时间的流逝，女性年龄也会增长，身体状态也会发生变化。子宫内膜的容受性可能会随着年龄的增长而变差。因此，如果打算生二胎、三胎或更多的朋友们，不要再犹豫了，赶紧行动起来吧！

六、冻胚移植后出生婴儿的健康状况与鲜胚移植是否有差别

大部分研究结果告诉我们，通过冷冻胚胎移植出生的婴儿与同期鲜胚移植出生的婴儿相比，在早产率、胎儿畸形率、新生儿发育缺陷率、新生儿疾病率和新生儿期死亡率等方面没有显著的差异。只有出生体重稍大一些，平均孕周略长于新鲜周期。所以，现有的文献资料表明，胚胎冷冻技术对于成功复苏和种植的胚胎在近期没有明显的影响。当然，对于冷冻胚胎移植的远期影响还需要进一步研究。

例如，2016 年的一项研究中，对比了 95911 例新鲜胚胎移植和 16521 例冷冻胚胎移植的妊娠结局，发现两者在早产和胎儿出生缺陷等方面没有明显的差异。而且，后续的多项研究也证实了这一观点。

的确，胚胎冷冻技术带来的益处不容忽视！它可以避免胚胎的浪费，增加体外受精治疗的成功率，降低多胎妊娠的风险，并预防可能导致严重卵巢过度刺激综合征的发生。

前后不过5分钟，胚胎移植手术就是这么轻松

体检—定方案—促排卵—取卵—移植，试管婴儿助孕的准妈妈们终于迎来了胚胎移植的时刻！激动又忐忑。但是有些问题仍然不可避免地会在准妈妈们的脑海中浮现："移植痛不痛？需要打麻药吗？""移植前我还需要做哪些准备？"

一、术前准备

在术前的准备中，有两个重要的环节需要注意。首先，在术前 1 小时左右，需要少量多次地饮水，大约 500mL，这样可以适度地充盈膀胱（也就是常说的憋尿），维持子宫的位置，有利于顺利进行移植手术。这是一个关键的准备步骤。

其次，准备好夫妻双方的结婚证和身份证的原件也是术前准备的一个重要环节！手术前，医生、护士和实验室技术员会与患者核对相关信息，并查看结婚证和身份证的原件，进行指纹验证。医务人员会反复核对信息并确认，这样做只有一个目的——确保胚胎宝宝准确无误地放入子宫中。

二、移植手术

在身份信息确认无误后，护士会引导患者上手术床进行术前准备。但在开始之前，有一件重要的事必须要做——给外阴来一个清洁！因为我们要确保术前的环境干净卫生。同时，会进行腹部 B 超检查。这可以确认最佳的宫腔线纵切面，并查看子宫的位置和曲度。这时，膀胱充盈的好处就体现出来了。适度地充盈膀胱可以让 B 超图像更清晰，减少子宫的屈曲程度，从而使移植手术更加顺利。所以，请记住，喝水并尽量保持一定的尿液量是非常重要的！

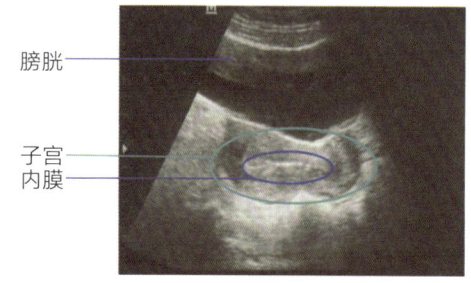

膀胱充盈状态，子宫显影

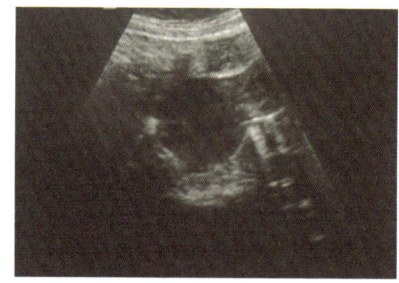

膀胱空虚状态，子宫显影

准备工作做好后，移植手术正式开始！移植医生会再次进行术前清洁，用棉签擦拭宫颈黏液，然后静待胚胎学家将可爱的胚胎宝宝运送出来。

胚胎学家在显微镜下小心翼翼地将宝宝吸进胚胎移植导管中，然后将这个神奇的导管通过专用窗口交给移植医生。这是一次生命的传递！由胚胎学家到移植医生，宝宝即将踏上奇妙的旅程。

紧接着，移植医生会极为谨慎地将移植导管送入宫颈管达到子宫腔。根据 B 超指示，移植医生会找到子宫内膜最肥沃的位置，让宝宝顺利从导管中滑入宫腔。这时，可以透过 B 超显示屏看到宝宝的"着落"点，护士会指引患者仔细观察。移植就这么顺利地完成了！是的，就是这么简单！

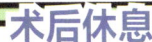

三、术后休息

移植手术结束后，如果感觉尿急，建议先排空小便，以免膀胱过度充盈"挤压"子宫，让宝宝得以舒舒服服地"休息"。接着，根据自己的情况选择自行行走或平车推至休息室稍作休息，然后返回住所。手术后，除非有特殊情况，可以进行日常活动，但不要长时间卧床。

"就移植完了？都没感觉"，这是术后常常听到的患者感叹。所以，面对胚胎移植手术真的不要紧张，因为这个过程前后不过五分钟。只要保持愉悦的心情，做好术前准备，就能轻轻松松迎接肚子里的小宝贝回家了！

放松心情，享受这段特殊的时刻，为了宝宝所做的一切都将变得更加值得！

移植后上厕所、走路，胚胎会流出来吗

在试管婴儿助孕中，有些女性常常在移植后选择长时间卧床，希望通过多躺多卧来提高胚胎着床率。有些人采用平躺的姿势，有些人则抬高臀部躺着，还有些人甚至害怕上厕所，担心胚胎会流出来。然而，事实并非如此。

在体外受精（IVF）中，胚胎的着床是一个复杂的过程，受到胚胎质量和子宫内膜容受性等多种因素的影响。虽然一些生殖医院过去倡导移植后在床上休息几个小时的做法，认为卧床休息可以防止胚胎被排出宫腔，从而有助于胚胎植入。但这个做法在学界一直存在争议。

现在的研究表明，长时间卧床并不能直接提高胚胎的着床率。反而有可能增加便秘、血栓等风险，尤其对于有卵巢过度刺激风险的女性来说。事实上，目前的指南和研究更倾向于鼓励接受试管婴儿助孕治疗的女性进行一些轻度的活动，而不是长时间卧床。适度的轻度活动可以促进血液循环，提高子宫内膜的质量和容受性，从而有助于胚胎的植入。

一、移植后一定需要卧床休息吗

其实早在 1995 年，Sharif 等人就报告称移植后不需要卧床休息。卧床休息对患者来说耗时且可能增加心理压力。为了探讨移植后卧床休息的有效性，国外学者对 2014 年以前发布的随机对照试验（RCT）进行了系统回顾和荟萃分析，纳入了 4 个 RCT，共有 757 名女性参与。

研究的结论是：目前没有足够的证据支持常规卧床休息能改善体外受精周期中移植的女性的妊娠结局。这个结论表明，长时间卧床并无法直接提高接受试管婴儿助孕治疗的女性的妊娠率。相反，过度休息可能没有益处，甚至可能对妊娠结果产生负面影响。

二、移植后可以马上起床正常活动吗

根据研究结果，不论是选择卧床休息还是立即活动的备孕女性，妊娠率是相同的。这意味着可以在移植后立刻恢复正常活动。根据 2019 年美国生殖医学学会年会（ASRM）发布的指南，女性可以果断地从移植床上起身离开，无须常规躺着休息（A 级证据）。此外，国内某知名专科医院回顾过去的数据也发现，在立即起身走动并且离开手术室的患者与借助推车离开手术室休息的患者之间，并没有明显差异，无论是在临床妊娠率还是宫外孕率方面。

三、移植后上厕所，胚胎会不会掉出来

实际上，担心胚胎在上厕所时会掉出来完全是不必要的。

（1）子宫腔的生理特点：正常女性的子宫腔通常呈前倾位或后屈位，子宫的前后壁自然贴合。在移植结束并抽出移植导管时，子宫前后壁会自然闭合，胚胎会留在子宫宫腔内。

（2）胚胎的微小和子宫内膜特点：胚胎非常小，肉眼是看不见的，重量可以忽略不计。此外，子宫内膜在移植窗口阶段通常非常松软，并含有大量的胞饮突（表明有许多微绒毛，也可看成是某种"触手"），这些特点使得微小的胚胎能够立即吸附在子宫内膜表面。因此，正常的体位活动对胚胎没有影响，上厕所并不会造成胚胎流失。

（3）胚胎的位置和尿液排出：胚胎是通过阴道移植至子宫腔的，而小便是通过尿道排出的。胚胎和尿液具有不同的通道，它们不在同一"跑道"。因此，完全不必担心上厕所会冲走胚胎。事实上，移植后及时排空膀胱可以减轻充盈状态对子宫的压迫和刺激，从而更有利于胚胎的着床。

四、移植后卧床时间长短与妊娠结局有什么关系

关于移植后卧床时间长短与妊娠结局的关系，国内外学者从不同卧床时间进行了分析，比如移植后不卧床、卧床 30 分钟和卧床 20~60 分钟与卧床 24 小时等。研究发现，目前没有证据表明卧床休息时间越长，妊娠结局就会越好。

相反，长时间卧床可能会降低胚胎植入率。移植后长时间卧床休息与成功率呈负相关。长期卧床会对心理方面产生消极负面影响，可能导致焦虑、抑郁、失眠等症状。这会导致神经递质如多巴胺、内啡肽、压力皮质醇增加，进而导致子宫收缩，最终影响胚胎的着床，导致移植失败和流产。

此外，有国外学者对 1002 例不卧床或早期卧床的不孕女性进行了统计分析，发现在临床妊娠率、活产率、持续妊娠率、流产率、多胎妊娠率和种植率方面，并没有统计学上的显著差异。这说明移植后立即活动对体外受精的成功率没有负面影响。

还有一些研究显示，与胚胎移植后休息 1 小时相比，24 小时的卧床休息并不能带来更好的妊娠结果。

另外，B 超证据表明胚胎移植后卧床是无用的。通过观察胚胎移植后卧床和立即下床的患者之间移植的气泡位置的变化，发现气泡位置的变化不受移植后立即活动的影响。这说明胚胎移植后气泡位置的变化与移植后患者的行走无关。另外一项研究也表明，胚胎移植后立即行走并不影响胚胎相关气泡的最终位置。

五、移植后长期卧床休息有哪些弊端

胚胎移植后长时间卧床可能导致一系列问题，包括腰酸背痛、浑身不适等不适感觉。此外，长期卧床还会带来以下一些弊端。

（1）心理方面的消极影响：长期卧床可能引发焦虑、抑郁、失眠等心理症状，使多巴胺、内啡肽、压力皮质醇等神经递质增加。这些变化可能导致子宫收缩，最终影响胚胎的着床，从而增加移植失败或流产的风险。

（2）血液高凝状态和血栓形成的风险：由于促排卵后雌激素水平升高，血液容易处于高凝状态。长期卧床可能增加下肢深静脉血栓形成的风险。如果血栓脱落，可能导致严重并发症，如肺栓塞或脑栓塞等致命后果。

（3）肠道功能减弱和相关病症发生的风险：长期卧床会导致肠蠕动减弱，可能引发肠胀气、便秘和尿路感染等问题。

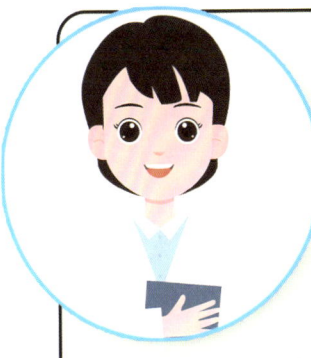

　　移植后，最好的生活状态是"避免过度劳累，保持正常的生活方式"。适度的活动可以帮助分散注意力，而无须刻意改变自己原本的生活习惯。正常的如厕和体位活动并不会对胚胎产生负面影响。

　　专家建议：在胚胎移植术后，应及时排空小便，并在回家后适当休息。但同时也要避免长时间卧床，以及避免剧烈活动或过度劳累。

　　总之，保持轻松、愉悦的心情，并适度参与活动以促进血液循环，这将有助于胚胎的健康生长和发育。

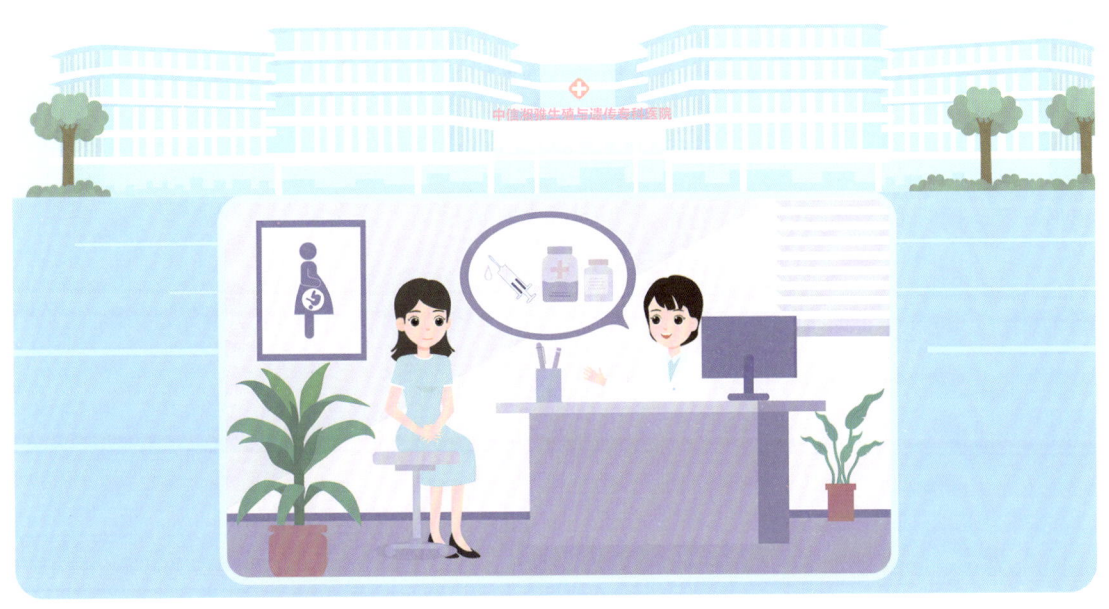

篇章七

听听他们的故事，我们不再是孤独的例外

罕见，更应被看见

备孕多年无果，最终发现"隐藏"病情

　　备孕多年总是不顺利，直到进一步的检查才发现了"隐藏"的病情。一位患者记录了她备孕的艰辛历程。

　　她开始时选择了自然备孕，但是经历了无数次的努力，始终未能成功。最终，她转向了试管婴儿助孕，并选择了正规的生殖医院。在医院的检查中，她被诊断出了一种罕见的基因疾病。为了实现怀孕的愿望，她经历了四次取卵的过程，最终成功地受孕。她的经历是一个真实的例证，证明了那句"只要有真爱，就会有奇迹。"

　　从她的记录中，我们可以感受到她助孕过程中的困难和不易。许多在助孕路上的姐妹们可能都深有同感。

备孕三年无果

　　我和老公结婚比较晚，于2019年开始计划要孩子。经过三年的备孕之旅，我们最终决定选择试管婴儿助孕这条道路。

　　由于自然备孕一年没有取得任何进展，2021年过完后，我们夫妻一起去医院做了检查，结果发现我患有输卵管堵塞的问题。为了解决这个问题，我接受了输卵管疏通手术，并且同时进行了八个月的中药调理。在此期间，我们也尝试了促排卵治疗，但效果并不理想。治疗已经进行了将近一年，可我们仍然没有成功怀孕，这让我们心急如焚。

查出罕见病症

多年结婚未孕，我身边的家人和朋友都非常为我着急。朋友向我推荐了长沙的一家知名生殖专科医院，我抱着试一试的心态，在 2022 年 2 月通过网上预约了该医院的门诊号码。我向医生提供了我的既往病历和检查结果，并简要描述了我备孕的情况。医生在仔细查看我的检查结果后，决定为我们夫妻双方开展一系列全面的身体检查，以进一步确定病因。

在 2022 年 2 月，我正式开始了试管婴儿助孕流程。由于检查结果并不理想，一些指标没有达到要求，医生制定了临时的调理方案。根据医生的建议，我每天早睡早起，坚持锻炼身体，保持清淡饮食，并配合药物调理，同时调整个人心态。经过一段时间后进行复查，发现各项指标都有了改善的迹象。

在促排卵阶段，因为我在 2021 年已经经历过促排卵的过程，这次我的促排卵药物使用量相对较高。一开始，卵泡有所生长，但达到一定大小后，即使使用大剂量药物也没有明显效果。根据医生的建议，我家族的直系成员都做了一次基因分析，结果发现卵泡发育不良是由 FSHR 基因突变引起的。听到这个解释，我当时心情崩溃，不明白为什么这样的情况会发生在我身上。

然而，医生安慰我不要灰心，她告诉我即使是这种特殊病例，也有过成功的案例。然后给了我两个方案供选择：一是采用自然周期直接取卵并进行体外培养；二是选择供卵，但是周期较长，需要等待合适的志愿者供卵，可能需要等待五年甚至更长时间。在深思熟虑后，我决定先尝试第一个方案。

成功怀孕

2022 年 10 月，我进行了第一次取卵。当时我非常担心，晚上还失眠了。我本希望能够多取几枚卵子，但最终却没有取得任何卵子。面对这个结果，我备受打击，偷偷哭泣了几次。然而，我并不想放弃，我的老公也一直鼓励我。随后，我的主管医生为我调整了方案，决定再次采用自然周期取卵，并进行卵子体外成熟培养。我调整了自己的心态，重新振作起来，准备迎接第二次取卵。

2023 年 3 月，我进行了第二次取卵，这次成功取得了 3 枚卵子。得知这个结果后，我非常开心。然而，事与愿违，经过培养一段时间后，卵泡还是没有成功成熟。面对再次失败的结果，我的心态完全崩溃了，泪水涌出，内心充满了无尽的疑问和失望。我开始怀疑自己是否真的没有希望了，为什么命运对待我如此不公，我是否该放弃了……然而，我的老公很坚定，鼓励我不要放弃，他说这次取卵的成功证明我们仍然有很大的希望。慢慢地，我从阴影中走了出来。

2023 年 6 月，我进行了第三次取卵，这次成功取得了 1 枚卵子。对于这个结果，我并没有抱太大的希望。然而，却发生了奇迹，经过培养，我成功获得了一个 4BC 囊胚，虽然不是最好的，但至少给了我希望。此后，我面临着两种选择：一是直接进行移植，二是再次取卵并多存一些胚胎。医生建议我选择后者。

2023 年 8 月，我进行了第四次取卵，这次成功取得了 3 枚卵子。相比前几次，我的心态稳定了许多。几天之后，好消息传来，培养成功了其中的 1 枚，又得到了一个 4BB 囊胚。在医生的帮助下，我们制定了移植计划，并进行了饮食和身体锻炼的调理。在此期间，我减掉了 10 多斤体重，虽然过程辛苦，但一切都是值得的。

2023 年 10 月，我终于进行了囊胚移植。根据我的身体状况，医生建议我移植一枚胚胎。在移植后的 12 天，我进行了验孕，结果显示成功！终于，我们拥有了自己的宝宝！巨大的喜悦涌上心头，无法用言语来表达我们的喜悦之情。

经历了一次又一次的失败，一天又一天的煎熬，只有亲身经历过这个过程的人才能理解其中的艰辛。为了拥有自己的宝宝，我承受了很多，放弃了很多。但是，当感受到宝宝在我身体里慢慢成长，我觉得之前所受的一切痛苦都是值得的。

梓舒

科普课堂

卵巢抵抗综合征，是一种罕见的生殖内分泌疾病，也被称为卵巢不敏感综合征或者 Savage 综合征。它属于卵泡型卵巢早衰，在高促性腺闭经的患者中占 11%~20%。其特征是内源性的高促性腺激素，尤其是 FSH 升高，卵巢内有与年龄相符的初级卵泡，但对高水平的促性腺激素没有反应。

卵巢抵抗综合征的主要临床表现是闭经和不孕，不孕多为原发不孕。病理特点是卵巢内有许多初级卵泡，少见窦状卵泡，没有成熟卵泡，卵巢组织呈局灶性或弥漫性透明变性。

至今，卵巢抵抗综合征的发病机制尚不完全清楚，可能与自身免疫抗体、基因突变、信号转导通路异常或转录及表达调控异常有关。

对于卵巢抵抗综合征导致的生殖障碍，治疗方法包括促排卵、未成熟卵母细胞的体外培养（IVM）和供卵。其中，促排卵治疗的难度较大，获卵率较低，但一旦成功获得卵子，有望形成正常的胚胎，其胚胎发育潜能与普通人群相似，移植后有生育机会。

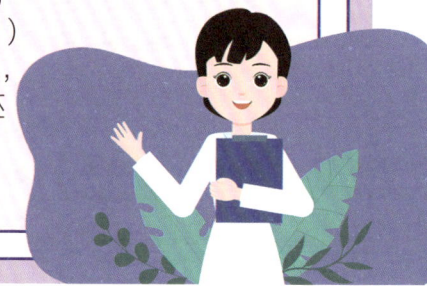

携带SMA基因的我们，在不惑之年圆了"父母梦"

　　有一群父母，他们并不追求自己的孩子排名前茅，完美无缺；他们的愿望很简单，只希望他们的孩子健康而平凡，希望他们的宝贝能在这个世界上过得更加轻松一些，和他们在一起的时间更长一点。

　　罕见病对于我们来说，在我们没有接触到之前可能一无所知，但实际上，它并不离我们很远。由于基因的不定向突变，随着生命的繁衍传承，据专家估计，目前我国约有2000万名罕见病患者。

　　作为已经不再年轻的不惑之年的SMA基因携带者——海棠（化名），就与她的丈夫生育过一个患有罕见病的孩子，不幸的是孩子最终离开了他们。然而，在经历了生离死别之后，通过三代试管婴儿助孕技术，他们迎来了人生的新篇章，在不惑之年怀上了一个健康的孩子。

遭遇意外，郁郁寡欢

作为 SMA 基因携带者，在孕育方面我们经历了一段极其艰难的时光。作为渴望成为父母的我们，为了能够拥有一个孩子，我们辗转杭州、上海等多家生殖中心，经历了多次促排卵、取卵手术，最终获得了第一个孩子。然而，由于当时未进行 SMA 基因筛查，我们的孩子最终离开了我们。失去孩子带来的伤痛，无法用言语表达。我们经历了如此艰难的过程，仅仅为了拥有第一个孩子，更何况我们如今已经步入了不惑之年，面临年龄增大和卵巢功能下降等多重问题，再次怀孕又该如何？失去信心的我们每天都沉浸在悲痛之中，家庭关系也岌岌可危。

偶遇曙光：豁然开朗

一次偶然的机会，我加入了一个 SMA 三代试管婴儿助孕的微信群，并得到了一则重要的信息。一位经历与我相似的妈妈与我分享了她成功怀孕的过程：她的女儿在 3 岁多时因 SMA 离世，她的卵巢功能也只剩下两个卵泡，AMH 值与我一样低，而且她的年龄和我差不多。然而，在长沙某知名生殖与遗传专科医院的治疗下，她成功接受了试管婴儿移植并怀孕。这个消息让我瞬间感到希望和开心。我立刻深入了解，几位妈妈向我分享了她们的成功经历。

怀着希望，我和老公一起去了这家医院，经过检查发现我的卵巢功能仅剩下 3 个卵泡，AMH 已降至 0.495ng/mL，这个情况对于进行三代试管婴儿助孕来说是很困难的，还要进行 PGT-M 和 PGT-A 的筛查，困难可想而知。然而医生安抚我们不要担心，她告诉我们卵泡质量比数量更重要，并且耐心指导我们做好备孕准备，制定了专业的治疗方案，让我们倍感温暖与希望。

专业敬业：柳暗花明

在来到这家医院之前，我们经历了长达 9 次的促排和取卵过程，每次都让我对取卵过程感到担忧和不安。然而，这家医院的医生给出了准确的促排卵方案指导，就在 10 月份的第一次取卵中，我成功获得了 3 个卵子，其中有 2 个发育成 6BB 级别的囊胚，并送去进行了筛查。仅仅一次促排卵，我就有了可移植的胚胎。但是我仍然希望能够积累更多的胚胎，于是在我多次要求下，我进行了第二次促排卵。这次又有一个 5BB 级别的胚胎通过了筛查，可以作为移植的选项。两次促排，我就得到了两个可移植的胚胎。在后续的移植过程中，一切都非常顺利，我们最终迎来了宝宝，这让我们这个之前支离破碎的家庭得到了新生，获得了希望。

莎士比亚曾经说过："黑夜无论怎样漫长，白昼终会到来。"

随着年龄的增长，我们的经历逐渐丰富，懂得了疾病带来的痛苦，也承受了亲人离世的伤痛。对于我们来说，"健康平安"这四个字的重要性也随之增加。

孕育一个生命从来都不是一件简单的事情，成为父母是一场修行。希望每个人都能圆满地经历这个过程。

海棠

科普课堂

脊髓性肌萎缩症（spinal muscular atrophy，以下简称 SMA）：是一类由脊髓前角运动神经元退化变性导致的疾病，发病率约为 1/10 000，人群携带率约为 1/50。SMA 的致病基因是运动神经元存活基因 1（SMN1），呈常染色体隐性遗传。

SMA 患者起病年龄差异性大，从出生前至成人期均可发病。主要表现为以四肢近端为主的进行性肌无力和肌萎缩，随着疾病进展，可出现呼吸、消化、骨骼等多系统受累。根据发病年龄、运动里程碑及病情进展程度，分为 5 个亚型 (0~4 型)。其中，最常见的为 1 型，约占 SMA 的 40%~50%。患儿在 6 月之前发病，不做治疗的情况下，一般在 2 岁左右夭折。

SMA 的诊断过程包括以下三点。①临床评估和临床检测：临床医师进行查体，主要表现为进行性、对称性四肢和躯干的肌无力，血清肌酸激酶水平正常或轻中度升高。②基因检测：检测 SMN1 基因拷贝数（常见的突变为第 7 号外显子纯合缺失）和点突变；二代测序可用于 SMA 鉴别诊断筛查其他肌无力相关疾病。③必要情况下进行肌电图检测，SMA 患者表现为神经源性损害。

SMA 在于多学科综合管理，目前共有 3 种 SMA 治疗药物上市，包括反义寡核苷酸药物 Nusinersen（诺西那生）、小分子药物 Risdiplam 及基因替代治疗药物 Zolgensma。但是，这些药物都无法完全治愈 SMA 患者，且价格昂贵。因此，高风险夫妇在怀孕中或怀孕前分别利用产前诊断或胚胎植入前遗传学检测技术预防SMA 患者出生具有重要意义。

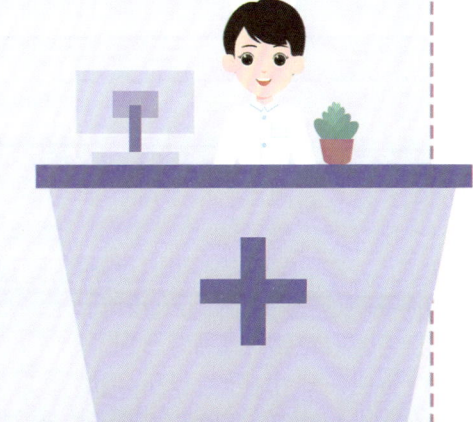

问题再多，只不过是配合而已

在助孕的过程中，接受试管婴儿助孕治疗的女性的情绪常常会随着治疗的进展而起伏不定。开始时充满希望，随后可能会被忧虑所困扰。如果病情复杂，期望值也会不断降低。然而，通过医护人员的安慰和成功案例的分享，信心往往会重新建立起来。

常常会有一种放弃的念头，但只要内心中还存在一丝不甘心，我们最终会决定不顾一切再试一次。就像筱洁（化名）一样，她经历了九次促排卵过程，在其中曾考虑过选择供卵或者放弃。然而，最终她说服自己，决定给自己再次成为妈妈的机会。正是这次机会让她终于取得了成功。

梦里都在想着怎样才能怀孕

我是筱洁（化名），今年40岁，面临多个问题，包括生育高龄、卵巢功能减退、子宫腺肌症、输卵管积水以及反复植入失败。我的助孕之路注定是不平凡的。

在2009年，我因为右侧卵巢巧克力囊肿，接受了开腹手术并同时剥除了双侧巧克力囊肿。2012年，由于左侧卵巢孕育了囊肿，我做了左侧卵巢修补成形术以及囊肿剥除术。到了2016年，我在老家的医院进行了一次试管婴儿助孕，取得了5个卵子，并成功形成了4个胚胎，但是两次移植都失败了。由于存在输卵管积水的问题，我在2016年做了宫腔镜下双侧输卵管栓堵手术。然而，手术后第二个月，栓子脱落，手术白做了。我对此感到无比不甘，于是在2018年再次尝试了试管婴儿助孕，取得了2个卵子，形成了1个胚胎，但移植后仍然没有成功。这九年的时间里，我一直怀揣着成为母亲的梦想，甚至在梦里都在想着怎样才能怀孕。

屋漏偏逢连夜雨

2018年，我在朋友的介绍下来到长沙一家知名的生殖与遗传专科医院直接进行供卵排队。然而，预约供卵的时间被排到了2022年8月。在等待期间，我还不幸患上了甲亢，进行了长时间的药物治疗，这给我的身体留下了一些后遗症。经历过这些，我一直觉得命运对我很不公平，我的心态和情绪一直处于消极的状态，以至于我开始彻底失去对试管婴儿助孕的希望。

真的要选择放弃吗？

在2022年的一个晚上，我和老公进行了深入的交谈后，我们决定在供卵前再次尝试一次，也是最后一次，使用自己的卵子进行助孕。通过病友的介绍，我们预约了这家医院专门负责反复植入失败的医生的门诊。

在门诊过程中，我向医生表达了我担心的问题，包括卵泡少、胚胎少、担心没有囊胚形成以及移植后无法成功等。医生耐心地结合我过去的助孕经历中出现的问题以及本次术前检查的结果（AMH：0.016ng/mL，双侧卵巢各有2个卵泡，每侧各1个），向我们解释了卵巢功能减退、反复植入失败、生育高龄等可能影响因素，以及PGT-A三代试管婴儿助孕的优势。最终，在医生的鼓励下，我们毅然选择了三代试管婴儿助孕。

相信医生，是我们最后的机会

面对生育高龄、子宫腺肌病、双侧卵巢多发巧克力囊肿、甲状腺功能异常等多种不利因素，我们夫妻俩并没有抱有太多奢望。我们只有一个信念，那就是既然找到了这位医生，就相信她。我们克服了工作搁置、疫情反复、心理障碍等困难，为了成为妈妈，我们下定了决心，这一次我们变得无比坚定。

在2022年9月制定的方案的第二个月，考虑到我的卵巢功能减退，医生直接安排了我"进周"，采用个体化诊疗模式，在促排卵期间不断调整药物剂量，最终收获了2个宝贵的卵子，并形成了1个可以移植的囊胚。这时，我们已经感受到了一丝丝曙光。经过短暂的休整后，我做了内膜容受性检查，医生为我制定了冻胚方案，进行了宫腔镜下栓堵输卵管、"降调"、内膜准备、移植、保胎等步骤。

我们走过了一步步的艰辛，面对各种困难和不利因素。当我看到验孕试纸上出现两条红线时，那一刻我反复确认，我害怕看错，眼泪一下子就涌了出来。通过了孕3个月的NT检查，一切都正常，我们悬着的心终于可以放下了。

　　每个人的情况和决定都是不同的。助孕的道路充满挑战，但也带来了无比的喜悦和幸福。无论您选择怎样前进，在过程中找到支持和寻求专业的帮助都是至关重要的。保持积极的心态和坚定的信念，相信自己有能力应对困难，也许会是走向成功的关键。

筱洁

科普课堂

　　卵巢低预后是卵巢卵子储备减少，卵母细胞质量下降，导致生育能力下降的一种情况。体外受精辅助助孕成功的关键在于采取最佳的超促排卵方案以获得数量适中的优质的卵子和胚胎。卵巢低预后意味着获卵数下降可供移植的胚胎数减少和质量下降而影响妊娠率。卵子质量下降，如非整倍体增加，胞质异常等无法正常受精和发育，导致胚胎质量下降，甚至无可移植胚胎。

　　卵巢低预后考虑可能与年龄、盆腔手术史、遗传及神经内分泌调节等有关。在助孕过程中可能出现以下情况：①卵泡发育不良，或停止发育；②卵巢对药物反应不敏感，生长的卵泡数目少，致使获卵少、无卵子回收、胚胎数目少，甚至无优质胚胎可供移植；③回收到的卵子质量差，从而导致无优质胚胎可供移植；④卵泡生长与子宫内膜同步性差，导致内膜容受性下降。

　　临床上此类患者移植成功率为 30%~40%，可以根据该患者的具体情况选择相应的促排卵方案，但目前还没有一个公认的最佳治疗方案。根据临床研究数据显示，此类患者成功率与卵巢功能正常人群相比，虽然成功率下降，但是多周期的累积胚胎有利于增加成功率。

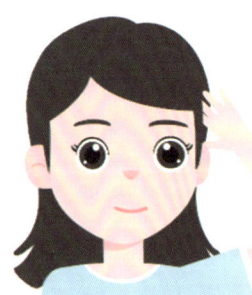
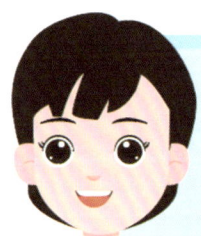

显微男科手术,实现从"无"到"有"

　　小王结婚已经5年了,但妻子一直未能怀孕。夫妻俩非常焦虑,也承受了一些邻居的闲言碎语。在当地医院的检查中,发现小王的精液中没有精子。于是小王四处求医,尝试了很多中药,并进行了多次精液检查,但仍然没有发现精子。怀抱试一试的心态,夫妻俩不远千里,来到了长沙知名的生殖与遗传专科医院就诊。

　　男科门诊的医生接待了小王夫妇,并仔细询问了小王是否有睾丸炎或隐睾手术的病史,以及父母是否近亲等。医生还查看了小王之前进行的多次精液检查结果。医生发现,虽然小王进行了多次精液检查,但却没有进行过性激素、染色体以及Y染色体微缺失的检查。

　　医生向小王夫妇介绍说:如果进行了2~3次精液检查都没有发现精子,就可以诊断为"无精子症"。无精子症有两种情况,一种是睾丸生精功能正常,但精子在输出管道中遇到问题无法排出,被称为"梗阻性无精子症";另一种情况是睾丸生精功能下降或衰竭,导致精液中没有精子,被称为"非梗阻性无精子症"。通过医生的体检、性激素检查、生殖系统超声等检查,可以初步判断属于哪一种情况。导致无精子症的原因多种多样,常见的包括睾丸炎、隐睾、染色体异常、Y染色体微缺失和基因突变等。

　　2周后,小王的所有检查结果都出来了,他再次通过网络预约了该医生的门诊。结果显示，小王的卵泡生成激素（FSH）升高，而 Y 染色体存在 254 和 255 两个位点的微小缺失。小王的诊断已经基本明确，是由 Y 染色体的微缺失导致的非梗阻性无精子症。

医生向小王夫妇介绍道：Y 染色体的微缺失是一种在出生时就存在的情况，目前还没有办法修复。然而，临床上发现一些患者在接受促性腺激素治疗后可能会排出少量的精子。即使在激素治疗后精液仍然没有精子，我们还可以通过显微手术提取精子。然而，这些精子都是微量的，需要与试管婴儿技术结合才能实现生育。此外，治疗周期相对较长，至少需要 3 个月的时间，但最长不超过半年。需要定期来医院复查，根据性激素水平调整药物剂量和种类，并且监测精液。如果发现有精子的存在，可以立即进行稀少精子的冻存。

小王接受了医生的建议，他决定先接受为期 3 个月的促性腺激素治疗，并且每个月都来医院复查精液、肝肾功能和性激素等指标。3 个月后，小王再次复诊，连续进行了 2 次精液检查，结果仍然没有发现精子。夫妻俩的情绪变得低落。然而，他们决定作最后的努力，接受显微取精手术，并且在心理上也接受了供精助孕的可能性。

显微取精手术通常需要进行全身麻醉，在皮肤上做一个 3~4cm 的手术切口。在使用显微镜放大 15~20 倍的情况下，医生会寻找发育较好的曲细精管，并将其送往实验室进行检查，有机会找到成熟的精子。根据不同的病因，获得精子的概率也会有所差异。对于 Y 染色体 c 区微小缺失，有 50%~60% 的概率获得精子。

如果夫妻双方都做好了供精的准备，建议女方先进行促排卵治疗，在取卵当天，男方同时进行显微取精手术，以最大限度地利用精子。如果没有供精的心理准备，建议男方先进行手术取精并冻存精子，但是稀少精子的冻存将存在一定的损耗风险。

在听完医生的介绍后，夫妻双方要求同时进行显微取精手术。妻子完成了必要的检查后，预约了试管婴儿助孕治疗，并制定了促排卵方案。在促排卵期间，男科医生安排小王进行全身麻醉前的手术前检查，并在取卵前一天安排小王住院。

取卵当天，妻子在静脉全身麻醉下成功获取了 12 个卵细胞，而小王也在全身麻醉下进行了显微取精手术。幸运的是，在右侧找到了足够的精子进行显微受精，并且还有剩余的精子被冻存起来。在取卵后的第 5 天，小王的妻子成功移植了一个囊胚。1 年后，小王向医生发送了小孩满月的照片。

显微取精手术是一项相对成熟的临床手术。据小王所就诊的医院数据，获得精子的概率约为 40%，累计临床妊娠率约为 70%。此外，针对"梗阻性无精子症"，医生还进行了显微镜下的附睾输精管吻合手术，以实现输精管道的复通和自然生育的可能性。显微男科手术已成为男科医生治疗"无精子症"的重要手段，实现了患者从无法生育到拥有孩子的梦想。

科学营养减重后，多囊病友试管助孕一次成功

　　林女士在 25 岁时被诊断出患有多囊卵巢综合征，体重从 60kg 迅速增加到 80kg。在这段时间里，林女士尝试过无数种减肥药物和各种减肥方法，甚至去美容机构减肥，但效果都是短暂的，一旦适应了，体重就会再次上升。她也曾花几个月时间去健身房，成功减掉了近 10kg，但只要停下来，体重就会再次反弹。

　　林女士感到非常绝望，后来她不再刻意减重。她结婚多年却一直未能怀孕，于是她和丈夫商量后决定尝试试管婴儿助孕。他们前往一家专业的生殖医院进行身体检查，结果发现了一系列问题：严重脂肪肝、多囊卵巢综合征、高血糖、高血脂和高血压。突如其来的身体问题使林女士感到束手无策，医生建议她前往营养科咨询。

　　林女士按照医生的建议去了营养科，营养科医生向她解释了这些疾病对身体的危害，并询问了她的生活习惯。林女士告诉医生她的生活不规律，有很多不良习惯，如熬夜和抽烟，并且能吃也能饿。医生经过听取林女士的叙述后得出一个结论——她需要科学地减重。

　　林女士一开始并没有抱有太大的希望，但为了实现试管婴儿助孕的梦想，她抱着试一试的态度接受了医生的建议。医生给她开了一些代餐食品，并安排了一名营养师助理，在生活中多了一位关心和鼓励她的营养老师。她每天准时关注并按照营养师的安排进食。起初，林女士担心代餐食品会让她感到饥饿或拉肚子，但渐渐地，她习惯了每天吃代餐食品和一定配比的菜，感觉轻松愉快，也没有出现过度进食的情况。

　　大约经过 3 个月的努力，林女士再次去医院检查身体，结果出乎意料：她的体重减轻 10kg（并且仍然在继续下降），她的脂肪肝消失了，多囊卵巢综合征也没有

了，高血脂和高血糖明显改善。

1. 表单里是林女士的身体成分分析数据，实际上脂肪减少 7.4kg，肌肉增

姓名	林女士	年龄	35	身高 /cm	165
干预前体重 /kg	77.7	干预后体重 /kg	72.2	体重下降	5.5
干预前 BMI	28.5	干预后 BMI	26.5	减重比例	7.1%
干预前腰围	100	干预后腰围	82	腰围缩小 /cm	18
干预前生活方式问题	1. 生活不规律，有很多不良的生活习惯，抽烟熬夜； 2. 能吃也能饿	干预后生活方式问题	1. 每天吃代餐食品与按比例的配菜，感觉很轻松； 2. 没有出现暴饮暴食		

加 1.8kg：

疾病指标情况		
项目	干预前指标	干预后指标
血压	132/90	118/77
甘油三酯	2.57	1.46
空腹胰岛素	30.29	13.32
胰岛素抵抗	8.266	3.327
空腹血糖	6.14	5.62
餐后 2 小时血糖	8.58	6
餐后 3 小时血糖	2.99	3.88
脂肪肝	重度	正常

2. 代谢相关指标数据：

最近，林女士前往医院取卵，停止使用代餐食品已经半个月了，她的体重没有出现反弹。如果是以前的话，她的体重早就反弹超过原来的水平了。经过科学营养减重90天后，不仅她的血压恢复正常，严重脂肪肝也得到了改善，血糖、胰岛素和血脂水平也明显改善。此外，她成功取得了 20 个卵子，形成了 15 个囊胚，一次试管婴儿移植成功，于2023年4月迎来了一个可爱的女宝宝的诞生。

孕前减重有利于增加可移植胚胎数目、提高移植妊娠率、降低流产率及妊娠期并发症发生率；因此生活方式干预（包括饮食、运动、心理支持）已经成为超重、肥胖患者首要的治疗策略。

解决受精问题，让梦想成真

李女士和丈夫潘先生已经结婚 2 年了，他们一直希望能够怀一个宝宝，但一直没有成功。于是，他们在 2022 年 3 月做了一次输卵管造影检查，结果显示李女士的双侧输卵管通畅，而潘先生的精液常规结果也正常。在医生的建议下，他们尝试了一次人工授精，但仍然没有成功怀孕。

在失败后，他们决定尝试试管婴儿助孕技术。根据他们的术前检查结果，医生给他们制定了一代试管婴儿助孕技术的治疗方案。夫妻俩充满期待地开始了治疗过程，李女士进行了促排卵治疗，成功获得了 14 枚卵子。这些卵子经过一代试管婴儿助孕技术与精子进行结合，放置在一起进行自然受精。经过 4~6 小时后，胚胎学家将受精后的卵子取出，去除颗粒细胞，进行受精情况评估。然而，意外的是，在李女士的 14 枚卵子中，有 12 枚未成熟卵子，而且没有观察到 1 枚卵子的原核形成，这意味着李女士本次周期的受精完全失败。

为了解决这个问题，胚胎学家紧急采取了补救措施，使用了二代试管婴儿助孕技术。他们将潘先生的精子注入到未受精的卵子中，并在第二天观察受精情况。遗憾的是，即使进行了补救，仍然没有观察到卵子的原核形成。

面对这个结果，李女士感到非常沮丧，她不明白为什么她和丈夫的精子卵子无法结合成功。她不确定这个问题是因为她自身的问题还是因为丈夫的问题。她不知道该怎么办。

带着这些问题，夫妻俩前来生殖与遗传专科医院就诊。医生向他们介绍说，一代试管婴儿助孕技术的受精失败率为 3%~5%，而二代试管婴儿助孕技术的受精失败率大约为 1%。受精失败的原因可能是由于精子或卵子的问题，需要通过一些辅助检查来确定。根据研究发现，大约 35% 的患者受精失败是由于精子或卵子携带基因突变所造成的。对于这类患者，需要根据失败的原因制定相应的治疗方案。

结合夫妻俩的情况，医生给潘先生建议进行一项精子 PLC 检测。医生告诉潘先生，PLC 蛋白是精子中的一个蛋白质，主要负责在精子进入卵子后，触发卵子的激活过程。检查结果显示，潘先生的精子 PLC 蛋白的阳性信号比例仅有 9%，远低于正常的参考标准。医生告诉潘先生，这说明他的精子中激活卵子所需的物质可能不足，这有可能是导致李女士卵子受精失败的原因。医生建议潘先生进行基因检测，以确定是否存在与受精有关的基因突变。

经过 3 周的等待，潘先生的基因检测结果出来了。结果显示他携带了 PLCZ1 基因的纯合突变。这个基因与卵母细胞激活有关，发生突变后会导致受精失败。潘先生和李女士终于解开了困扰他们的问题，但他们产生了新的焦虑：如何才能怀孕？是否可以使用潘先生的精子？使用潘先生的精子是否会导致未来的孩子不健康呢？

医生向他们解释说，潘先生携带的这个基因突变有两份拷贝，一份遗传自父亲，一份遗传自母亲。如果使用丈夫的精子，孩子将只会继承其中一份具有突变的拷贝。只要李女士没有携带这个致病基因突变，她以后的孩子就不会遇到与父亲相同的受精问题。因此，需要对李女士进行基因携带者筛查，以确认她是否携带这个基因突变。

此外，值得庆幸的是，针对由于卵子激活不足导致的受精失败情况，临床上已经有比较成熟的治疗方案，即卵子激活。通过在培养基中添加钙离子激活剂，可以辅助卵子进行受精。研究表明，通过辅助激活不会影响婴儿的出生安全性。

经过李女士进行基因携带者筛查，排除了她携带 PLCZ1 基因致病突变的可能后，夫妻进行了第二次试管婴儿助孕治疗周期。这次他们采用了二代试管婴儿助孕技术和辅助激活的方案，所有卵子都成功受精，并且已经出生了一个健康的宝宝。

试管婴儿助孕治疗过程中精卵不结合的问题给助孕的夫妇带来了困扰。通过检查明确男方或女方因素的问题，有助于针对性地找到治疗方案，帮助这类夫妻实现做父母的梦想。

后记

写给备孕夫妇的一段话

亲爱的夫妇：

在这美好的时刻，你们即将踏上备孕之旅。备孕的日子充满期待和美好，将会是你们共同经历奇迹和成长的时光。选择试管婴儿助孕是你们坚定决心的体现，这段充满期待、坚持和爱的旅程将留下深刻的印记，成为未来幸福的源泉。

备孕之路可能会充满挑战，但也是一段充实而美好的过程。每一次注射、每一次检查、每一次等待，都是对生命的珍视和渴望。即便在不确定的日子里，你们也展现了坚强和信心，为了一个共同的梦想而努力。在这个过程中，不要忘记互相的支持和理解，因为这是共同成长的过程。每个共同为梦想而努力的瞬间都是珍贵的，也会成为你们爱的见证。

请记住，这个旅程中的每一步都值得庆祝。无论是喜悦还是挑战，都是你们共同前行的一部分。相信自己，相信对方，也相信未来的宝宝。你们的爱将是孕育生命的最美滋养。

每个试管婴儿都是一份特殊的礼物，带着你们的爱和坚韧。无论未来的路途如何，都请铭记你们并肩前行的勇气。每个孕育的瞬间都是一次奇迹，而你们正在经历的每一刻都是对爱的最美的诠释。

愿你们的旅程充满温馨和喜悦，愿每一天都为你们带来更多的希望。在这个等待的过程中，让彼此的陪伴成为最坚实的支撑。未来，当你们抱着自己的宝宝时，所有的等待和努力都将成为幸福的开始。

愿你们的梦想早日实现，家庭充满欢笑和温暖。

满满的祝福送给你们。

图书在版编目（CIP）数据

生命的奇迹：试管婴儿助孕的科学与艺术 / 龚斐主编. — 长沙：
湖南科学技术出版社，2024.7
ISBN 978-7-5710-2093-4

Ⅰ．①生… Ⅱ．①龚… Ⅲ．①试管婴儿 Ⅳ．①R321-33

中国国家版本馆 CIP 数据核字（2023）第 212668 号

SHENGMING DE QIJI: SHIGUAN YING'ER ZHUYUN DE KEXUE YU YISHU

生命的奇迹：试管婴儿助孕的科学与艺术

主　　编：龚　斐
出 版 人：潘晓山
责任编辑：吴　嘉
出版发行：湖南科学技术出版社
社　　址：长沙市芙蓉中路一段 416 号泊富国际金融中心
网　　址：http://www.hnstp.com
湖南科学技术出版社天猫旗舰店网址：
　　　　　http://hnkjcbs.tmall.com
邮购联系：本社直销科 0731-84375808
印　　刷：长沙市雅高彩印有限公司
　　　　　（印装质量问题请直接与本厂联系）
厂　　址：长沙市开福区中青路 1255 号
邮　　编：410153
版　　次：2024 年 7 月第 1 版
印　　次：2024 年 7 月第 1 次印刷
开　　本：787 mm×1092 mm　1/16
印　　张：9.75
字　　数：242 千字
书　　号：ISBN 978-7-5710-2093-4
定　　价：59.80 元